升级

滋补王

张群湘 著

黑龙江科学技术出版社

图书在版编目（ＣＩＰ）数据

升级滋补王 / 张群湘著 . -- 哈尔滨 : 黑龙江科学
技术出版社 , 2015.1

ISBN 978-7-5388-8143-1

Ⅰ . ①升… Ⅱ . ①张… Ⅲ . ①食物疗法－食谱 Ⅳ .
① R247.1 ② TS972.161

中国版本图书馆 CIP 数据核字 (2015) 第 018917 号

原书名 : 升级滋補王

本书中文简体版由香港万里机构出版有限公司授权于中国大陆地区出版发行

升级滋补王
SHENG JI ZI BU WANG

作　　者	张群湘
责任编辑	梁祥崇
封面设计	小　肥
摄　　影	Fanny　家　家
出　　版	黑龙江科学技术出版社
	地址 : 哈尔滨市南岗区建设街 41 号　邮编 : 150001
	电话 : (0451) 53642106　传真 : (0451) 53642143
	网址 : www.lkcbs.cn www.lkpub.cn
发　　行	全国新华书店
印　　刷	北京缤索印刷有限公司
开　　本	710 mm × 1000 mm　1/16
印　　张	22
字　　数	150 千字
版　　次	2015 年 5 月第 1 版 2015 年 5 月第 1 次印刷
书　　号	ISBN 978-7-5388-8143-1 / R · 2434
定　　价	58.00 元

近年来，我在临床诊治过程中，见到越来越多的人患上各种都市病，产生这些病的原因有许多，其中主要原因有：缺少运动或运动量过度；工作压力大；情绪波动较大；饮食营养不均衡，进食过多不健康的食品；接触太多的化学物品和电子产品；缺少休息等。这些因素可导致五脏六腑的功能失调，身体的排湿排毒功能减弱，血液循环运行不畅，内分泌失调，免疫功能下降，最后导致患上都市病。患有都市病并不可怕，关键是要认真对待，并坚持调治，而药膳食疗是重要的调治方法。

本书是《人气滋补王》的升级版，除了增加部分汤水内容外，还特别将理论部分更改为"常见都市病及调治"，目的是为了让读者不要停留在理论认识的层面上，而要了解更多中医的临床调治方法，以及明白中医调治身体不是"一张方走到老"，也不是"一张方治百人"。我在中医的临床诊证中，经常遇到一些病人，他们时常会要求我开一张"能调多种体质的（全家适用）、效果好的、好饮的汤水"方。我觉得，这些要求太高了。因为中医很讲究"辨证施膳"或"辨证施治"，也就是说中医要根据不同证（体质、病因、疾病发展阶段等方面）分别调治。可以这样说，如果想要达到好的效果，应该是每个人开一张方为妥，而适合全家人的方多数功效较平和，未必对每个人都具有很好的效果。此外，中药多数都是味道欠佳之品，特别是清热燥湿、清热解毒、祛风湿等类中药，要想将这些"苦口"的良药改为"味道好"的"极品"，的确不是一件容易的事，而且还有可能丢失中药的某些功效。

探讨"极品"方和药膳食疗的临床应用研究是一个方向，虽然具体过程困难重重，但我会去努力，深入研究的。撰写《升级滋补王》，正是初步探讨汤水"极品"与临床实践结合的内容之一。希望不久的将来能有更深入的研究成果与各位读者分享。

张群湘

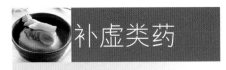

生津润燥

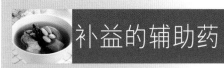

补益的辅助药

清 热

温 里

预防
胜于治疗

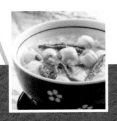 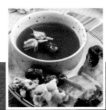 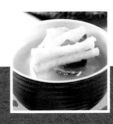 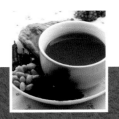

我的诊所中，有一位很特殊的"病人"，

他2~3周来看一次病，

之所以是特殊的病人，是因为他其实并没有什么病，

每次来仅是把一下"平安脉"，要求"赠"几张保健汤水方。

就这样，他一直保持这个习惯两年多了。

问他为何会这样坚持？

他娓娓道出了一个故事："几年前经常患大病，

每次生病都将近一个月才能好，不但花费了不少金钱，

而且又浪费时间，更是影响工作。

现在保持一个月来诊所调养身体一次，每次所花的金钱及时间并不多。

就这样，两年来竟然没有病过一次。"

从这一事例可知：及早调补预防才是养生保健的真正精髓。

现代人的生活节奏较快，每天忙碌地工作，很少有空闲时间去照料自己的身体。加上饮食失调、作息不规律、运动过少，从而导致很多都市病不断产生。要想少患病，就应该经常做些预防措施，包括本书所介绍的滋补调养身体的方法，只要坚持养生，就可达到"有病治病，无病养生""小滋补，大帮忙"的效果。

补法与常见都市病

中医的治法归根结底主要有补法与泻法之分。补法主要用于正气不足或虚弱，生理功能减弱或相对不足，身体的营养物质缺少或相对不足的虚证，因此补法又称为直接补法。泻法（祛邪）主要应用于邪气偏盛（致病因素偏盛）的实证，本书将补法以外能帮助正气恢复的其他方法（包括泻法）称之为辅助疗法。

在临床中，较少见到纯虚之体，多数为虚实夹杂的病症，因此补法与祛邪诸法配合应用较为常见，这种配合应用又称扶正祛邪。各种致病因素不仅可直接伤害正气，而且可阻碍正气的康复，所以祛邪不仅可直接"泻实"，还可以使正气更快更好地得到恢复，这种通过祛邪而间接保护正气的方法，称为间接补法，其基本原理是"邪去正自安"，意思是：邪气去（致病因素被消除）则正气可因此得到恢复，间接起到提高抗病能力的作用。无论是直接补法或间接补法均广泛应用于常见都市病的调治中。

常见都市病的共同特点是：

容易反复发作，损伤正气

常见都市病之所以易发作，主要是患者的抗病能力较弱，加上生活没有规律，工作压力大，缺少运动，因此导致都市病反复发作，身体的正气（包括能量、抗病能力、自我协调能力、生病后的自我修复能力等）不断被消耗，而出现虚证或虚实夹杂证。

易受四季天气变化的影响

中医认为，人与天相应。四季天气的变化，可从不同的途径影响身体，如温度、湿度、气压、空气质量、光线照射、微生物（包括细菌、病毒等）繁殖变化等均可直接或间接影响身体，当身体的抗病能力及自我协调能力较差时，就会难以适应这些变化，而不断产生各种都市病。

不及时调治，易导致慢性病

都市病均应该在初期阶段及时而适宜地进行调治，这样多能达到事半功倍的效果。而如果忽视初期调治，往往易导致正气（人体抗病能力及体能等）逐步走向下坡，日积月累使身体难以康复，最终转变为慢性病。

单一治法，难以调治好身体

患都市病的病人一般都是正虚（如：抗病能力及体能等虚弱）及邪实（致病因素仍停留体内）之体。在调治过程中，仅用补法则易产生"闭门留寇"（致病因素难以顺利排出及解除）的不良反应，使疾病难以完全康复。而仅用泻法，在祛除致病因素的同时，也易损伤体内正气。所以，较稳妥的治法是：扶正（如补法）祛邪（如泻法）并施，才能达到扶正不留邪（致病因素），祛邪不伤正的效果。

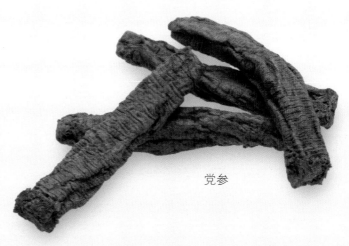

党参

常见都市病及调治

[湿疹]

　　湿疹是由多种内外因素引起、具有明显渗出倾向的一种过敏性、瘙痒性皮肤病。中医称之为湿疮、浸淫疮、旋耳疮、四弯风等。本病的发生，其基本病因是由于正气不足，阴血亏虚，以及湿、热、风阻滞肌肤所致。临床中根据辨证施治，选用清热祛湿、清热泻火解毒、益气养阴、祛风除湿等治疗方法，可取得满意的效果。

湿疹常用中药

调治湿	地肤子，白藓皮，苦参，土茯苓，薏苡仁，玉米须。
调治热	黄连，黄柏，黄芩，龙胆草，秦皮，金银花，连翘，大青叶，蒲公英，半枝莲，白花蛇舌草，知母。
调治风	荆芥，防风，白蒺藜，白芷，桑寄生，夜交藤。
调治血	丹皮，赤芍，当归，何首乌。
调治阴	沙参，玉竹，麦冬，玄参，生地。
调治气	太子参，淮山，甘草。

常见证型调治举例

湿热型		
	【症状】	局部皮肤红痒，时有渗液流水或黄水淋漓，舌红，苔黄腻，脉滑数。
	【治法】	清热祛湿。
	【方药】	苦瓜绿豆水 苦瓜30克，绿豆20克，玉米须15克，薏苡仁15克。

热毒型	【症状】	发病迅速，局部红肿，皮肤易起红斑或红疹，剧烈瘙痒，身热口渴。
	【治法】	清热泻火解毒。
	【方药】	**解毒清热汤** 苦瓜30克，半枝莲24克，白花蛇舌草24克，绿豆20克，蒲公英15克，金银花12克，连翘12克，大青叶12克，知母12克。

气阴 热毒型	【症状】	纳差气短，口干咽燥，皮肤干燥脱屑，瘙痒剧烈。舌质稍红，剥苔，脉细无力。
	【治法】	益气养阴。
	【方药】	**益气养阴汤** 土豆（马铃薯）20克，淮山18克，玉竹15克，麦冬15克，玄参15克，生地15克，太子参10克，南沙参10克。

风湿型	【症状】	皮肤红痒游走不定，天气变化尤甚，病情反复发作，伴随关节痛，舌淡红，苔白，脉弦或浮。
	【治法】	祛风除湿。
	【方药】	**祛风除湿汤** 蛇肉30克，夜交藤30克，白蒺藜15克，桑寄生15克，防风12克。

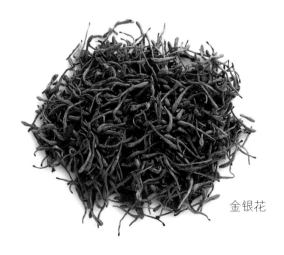

金银花

常见过敏症（变态反应）

常见过敏症（变态反应）主要有过敏性鼻炎（变应性鼻炎）、过敏性气喘（变应性气喘）、过敏性皮肤炎（变应性皮肤炎）等，皆是过敏性体质（特应性体质）的表现。通常好发病时间以清晨或半夜最多。气候、气温及湿度变化过大时易引发过敏症（变态反应）；太兴奋或太忧伤悲戚，也易产生过敏症（变态反应）。

常见过敏症（变态反应）的发生主要由本虚标实所致，所谓本虚是指气虚或气阴虚弱，表现在脏腑方面主要是肺之气阴、脾胃之气、肾之阴阳等虚弱及肝气失调，标实是指感受风、湿、热、毒等邪。

现代医学认为过敏症（变态反应）的发生，除了外在的致敏原，如灰尘、螨虫等各种昆虫、羽毛、动物皮毛、花粉、树木、各种真菌、各种香料、纤维、许多刺激性化学物质等外，其内在原因主要有两个方面：

• 家族敏感体质

过敏性体质（特应性体质）的人约占人口的20%，过敏与遗传有很大的关系，调查家族史，常会发现有父母遗传或隔代遗传现象，当父母一方有过敏性体质（特应性体质）时，他们的下一代罹患过敏性疾病（变态性疾病）就会有很大的概率；若父母皆有过敏性体质（特应性体质）时，他们的小孩罹患过敏性疾病（变态性疾病）可达90%以上。

• 免疫功能失调

过敏性疾病（变应性疾病）的初次发作，常发生在感冒之后，原因是过敏（变态反应）的发作与抵抗力有很大的关系。也有发生在生产或者开刀手术之后，或因住在阴冷潮湿的环境及过食冷饮等使免疫力降低而致。

常见过敏症（变态反应）临床表现

• 过敏性鼻炎（变应性鼻炎）

早晨起床后出现流鼻水、打喷嚏、鼻塞、眼眶周围皮肤痒、上颚痒，越接近中午时分，症状越轻，遇天冷或吹到冷风时则加重病情。某些人接触到一些物质后可引起过于强烈的打喷嚏、流清水样鼻涕、鼻痒、鼻阻塞等症状，或者睡前有鼻塞症状。这与感冒鼻塞、流鼻水、流鼻涕有所不同。感冒时常有黄色鼻涕及黄色痰。

• 过敏性气喘（变应性气喘）

间歇性哮喘和呼吸困难发作，发作与接触过敏原有关。初期的症状，首先感觉胸部有压迫感，接着是咳嗽与气喘，但是有些人的初期症状只是咳嗽，这种只有咳嗽症状的气喘常会被人误认为是一般的感冒。由于气喘症状的发生是间歇性的，而咳嗽也是间歇性的，因此看起来像是感冒，但是感冒不会像气喘如此频繁发生。

• 过敏性皮肤炎（变应性皮肤炎）

轻微的皮肤过敏（变态反应）只有少许发红及少许脱皮的现象。严重的皮肤过敏（变态反应）会出现水疱、红肿、渗出液体，甚至化脓。慢性长期的过敏（变态反应）会使皮肤显得干红，且有鳞皮脱落。

注意导致过敏（变态反应）的主要因素

任何导致过敏（变态反应）的因素都可诱发及加重过敏（变态反应）。因此，如下各方面都应注意避免或调治：

药物	食物	化学物质
青霉素、解痉剂，以及抗心律不齐的药物。这类药物易引起皮肤瘙痒。	甲壳类海鲜、花生、蛋、鱼、奶类、鸡肉、芒果、荔枝、酱瓜、蜜饯。	染发剂、食物添加剂。
有关金属	**蚊虫叮咬**	**吸入性过敏原**
镍、铬、汞。	蜜蜂、蜘蛛、蟑螂、蚊子。	动物毛屑、羽毛、棉花、花粉、烟雾、不洁空气。
物理性因素	**感染**	**生理因素**
天气、水、压力过大、运动、空气污染。	细菌性、霉菌性、病毒性、寄生虫感染。	生理功能异常，如甲状腺功能异常、激素分泌紊乱。

遗传因素	其他
有过敏性体质（特应性体质），比较容易引起过敏（变态反应），有时还会并发过敏性鼻炎或气喘（变应性鼻炎或变应性气喘）。	某些疾病如癌症、白血病、肾脏病患者。

湿疹常用中药

益气养阴	太子参，白术，北沙参，玉竹，麦冬，玄参，女贞子，淮山，生地。
益气养血	甘草，红枣，当归。
清热祛湿	黄连，黄芩，黄柏，白头翁，苦参，枳实，丹皮，薏苡仁，茵陈蒿。
清热解毒	金银花，连翘，大青叶，蒲公英，半枝莲，白花蛇舌草。
祛风除湿	秦艽，海风藤，细辛，防己，徐长卿，汉防己，防风，鸡矢藤。
平肝熄风	天麻、白蒺藜。
宣肺护肤	麻黄、姜半夏。
温阳散寒	熟附子、肉桂皮、艾叶。
温补肾阳	附子、仙灵脾、蛤蚧、冬虫夏草。
通鼻降敏	苍耳子，辛夷花，细辛，白芷。
定喘止咳	北杏，银杏，麻黄。
健脾理气	陈皮，砂仁，白豆蔻，茯苓，莲子肉，芡实，山药。

常见证型调治举例

湿热型		
【症状】	除变应性鼻炎、变应性气喘、变应性皮炎的主症外，舌脉表现为：舌稍红，苔黄腻，脉滑数。	
【治法】	清热祛湿。	
【方药】	黄连解毒汤加减 白头翁15克，薏苡仁15克，黄连9克，黄芩9克，黄柏9克。	

热毒型		
【症状】	除变应性鼻炎、变应性气喘、变应性皮炎的主症外，还有其他方面的表现：发病迅速，身热口渴，神志错乱，舌红绛。	
【治法】	清热泻火解毒。	
【方药】	清热解毒汤加减 半枝莲30克，白花蛇舌草30克，蒲公英18克，金银花15克，连翘15克，大青叶15克，知母10克。	

气阴热毒型		
【症状】	除变应性鼻炎、变应性气喘、变应性皮炎的主症外，还有其他方面的表现：纳差气短，口干咽燥，舌质稍红、剥苔、脉细无力。	
【治法】	益气养阴。	
【方药】	健脾润肤汤加减 淮山18克，太子参15克，玉竹15克，麦冬15克，玄参15克，女贞子15克，生地15克，白术10克，北沙参10克。	

风湿型		
【症状】	除变应性鼻炎、变应性气喘、变应性皮肤炎的主症外，还有其他方面的表现：病情随天气变化尤甚，反复发作，舌淡红，苔白，脉弦或浮。	
【治法】	祛风除湿。	
【方药】	双防祛风汤加减 海风藤15克，鸡矢藤15克，秦艽10克，徐长卿10克，汉防己10克，防风10克，白蒺藜10克。	

注意

以上四主方，可根据过敏性鼻炎（变应性鼻炎）、过敏性气喘（变应性气喘）、过敏性皮炎（变应性皮炎）的不同症状，分别加减过敏症（变态反应）的常用中药，以取得更好的效果。

[失眠]

失眠（或称不寐）主要表现为睡眠时间和睡眠深度不足，轻者入睡困难，或寐而不酣，时寐时醒，或醒后不能再寐，重则彻夜不寐。由于睡眠时间不足或睡眠不熟，醒后常见神疲乏力、头晕头痛、心悸健忘及心神不宁等症。

失眠是临床常见病症之一，虽不属于危重疾病，但常妨碍人们正常生活、工作、学习和健康。中医认为失眠可加重或诱发心悸、胸痹、眩晕、头痛、脑卒中等病症。

现在有研究认为，失眠易使人体生物钟紊乱，而导致肠胃病、皮肤病、高血压、心脏病，内分泌紊乱，甚至引发脑卒中、癌症。

顽固性的失眠会给病人带来长期的痛苦，甚至形成对安眠药物的依赖，而长期服用安眠药物又可引起医源性疾病（如损害大脑中枢神经，发生神经精神症状，甚至抑制呼吸造成死亡）。

有研究者对入睡时间进行了深入的探讨，认为：每日宜睡7~8小时。睡眠时间少于4小时，多于10小时者寿命短，且易患心脏病、脑卒中等。

中医认为，失眠的发生，其病因是：主要由心火炽盛，肝郁化火，痰热内扰，阴虚火旺，心脾两虚所致。

现代医学认为失眠的主要原因是：疾病因素和外源性因素等。

● 内外科疾病因素

各种疾病引起的疼痛、发热、瘙痒等；心血管疾病、消化性溃疡、内分泌代谢性疾病、慢性阻塞性肺疾病及其他原因所致的缺氧等。

● 生理节律紊乱因素

跨时区乘飞机的旅行、轮班工作等。

● 神经精神疾病因素

1 神经系统疾病：痴呆、帕金森病、家族性失眠、睡眠性癫痫等。

2 精神疾病：焦虑症、精神分裂症、恐怖症、强迫症、抑郁症等。

● 外源性因素

1 强光、噪音、高温、大的生活事件。

2 药物及食物：药物类包括抗癌药、降压药、类固醇、茶碱口服避孕药、甲状腺素、抗心律失常药等；食物类包括咖啡因、酒精、尼古丁等。

● 年龄带来的生理改变因素

老年人深睡眠时间减少，甚至有些70岁以上老人几乎无深睡眠期，睡眠质量下降。

失眠常用中药

重镇安神	朱砂，磁石，龙骨，琥珀。
养心安神	酸枣仁，柏子仁，远志，合欢皮，夜交藤，莲子肉。
平肝熄风	石决明，珍珠母，牡蛎，紫贝齿。
清肝泻火	龙胆草，黄芩，栀子，柴胡。
潜阳安神	龟板，代赭石。
调和营卫	桂枝，白芍，炙甘草，生姜，红枣。
补益心脾	人参，白术，黄芪，甘草，当归，茯神，龙眼肉，南枣，灵芝。
清心除烦	麦冬，郁金，百合。
化痰清热	半夏，陈皮，竹茹，茯苓，黄连，山栀。

常见证型调治举例

心火炽型		
	【症状】	心烦不寐，口干舌燥，舌尖红，苔薄黄，而脉数有力。
	【治法】	清泻心火，安神宁心。
	【方药】	朱砂安神丸加味 连翘12克，生地10克，黄芩10克，山栀10克，黄连9克，当归6克，朱砂1克（冲服），本方改丸为汤。

肝郁化火		
	【症状】	急躁易怒不寐，头胀头晕，舌红，苔薄黄，脉弦数。
	【治法】	清肝泻火，镇心安神。
	【方药】	龙胆泻肝汤加味 生龙骨28克，生牡蛎20克，生地12克，黄芩10克，栀子10克，车前子10克，柴胡10克，茯神10克，木通6克，当归6克，龙胆草6克，甘草6克。

痰热内扰		
	【症状】	胸闷心烦不寐，泛恶嗳气，舌红苔黄腻，脉滑数。
	【治法】	化痰清热，和中安神。
	【方药】	温胆汤加味 竹茹10克，茯苓10克，枳实10克，山栀10克，黄连9克，半夏9克，陈皮6克。 若心悸动甚，惊惕不安，加珍珠母30克以镇惊定志。

阴虚火旺		
	【症状】	心悸心烦不寐，腰酸耳鸣，舌红少苔，脉细数。
	【治法】	滋阴降火，清心安神，交通心肾。
	【方药】	六味地黄丸合黄连阿胶汤 珍珠母24克，生地20克，山萸肉15克，山药15克，芍药15克，牡丹皮10克，泽泻10克，黄芩10克，阿胶10克（烊服），茯苓9克，黄连6克，鸡子黄1枚。

心脾两虚		
	【症状】	多梦易醒，心悸，神疲，食少，舌淡苔薄，脉细无力。
	【治法】	补益心脾，养心安神。
	【方药】	归脾汤加味 熟枣仁24克，夜交藤24克，黄芪15克，龙眼肉15克，芍药15克，远志12克，茯神10克，白术10克，合欢皮10克，柏子仁10克，五味子9克，人参6克，甘草6克，当归6克，木香6克（后下）。

营卫失调		
	【症状】	易醒多梦，平日易感冒，时有恶寒，稍发热，时有自汗出，舌淡，苔浅薄白，脉浮缓。
	【治法】	调和营卫。
	【方药】	桂枝汤加减 桂枝15克，白芍15克，生姜12克，炙甘草9克，红枣5枚。

失眠 验方		
【应用】	适用于心脾两虚、气血不足之失眠。
【方药】	夜交藤60克、红枣（去核）60克。
【用法】	上药3碗水煲至碗，每晚睡前服。

失眠的日常注意事项

失眠者平时应经常注意适当的运动，养成"烦恼不过夜"的习惯，此外注意睡前的四宜四忌。

四宜

- 睡前散步：约30分钟的散步，使大脑得到放松。
- 睡前烫脚：水温34~37°C，每次10~20分钟，也有放松大脑的作用。
- 缓慢呼吸：睡前宜静坐闭目，做缓慢的呼吸运动，5~10分钟，可助全身放松。
- 轻拍全身：睡前做缓慢轻拍全身的运动，从上肢开始，先左后右，先上肢后下肢，约10分钟，可助大脑及全身放松。

四忌

- 饮食过饱：食7~8分饱，避免过饱而影响大脑安宁。
- 娱乐过度：夜晚娱乐过度可致大脑难以清宁，除了导致难以入睡外，还可致多梦易醒。
- 饮茶过多过浓：茶中的咖啡因可致大脑兴奋而影响睡眠。
- 用脑过度：睡前过度用脑思考，可使大脑过度兴奋而影响睡眠。

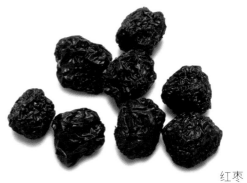

红枣

[四肢关节痛]

　　四肢关节痛属于中医的痹病或痹证范畴。中医认为痹病的产生，主要由正气不足，风、寒、湿、热等致病因素乘虚而入，使气血凝滞，经络痹阻而致。此外，某些药物使用不当，既损伤脾胃，又伤津耗血，导致痰瘀相结不散，经络痹阻，筋骨失荣，经络失养，就会疼痛不已。

　　根据痹病的分类，四肢关节痛的主要症状如下：

- 风重者：其痛游走不定，遇风加重。
- 寒重者：痛剧，遇寒加重，得热则缓。
- 湿重者：重而痛，手足感重，肌肤麻木。
- 热重者：关节灼痛，或痛处焮红，肿痛甚。得冷稍舒。

　　现代医学认为，四肢关节痛的主要原因是：各种疾病引起。

急性关节痛

- 细菌：包括链球菌、沙门菌、幽门螺旋杆菌、淋球菌、结核菌等。
- 病毒：包括肝炎病毒、登革热病毒等。
- 嘌呤代谢障碍：如急性痛风性关节炎。
- 免疫功能紊乱：如风湿性关节炎、类风湿性关节炎、系统性红斑狼疮等。

慢性关节痛

- 免疫功能紊乱：如类风湿性关节炎、红斑狼疮、硬皮病、皮肌炎等。
- 嘌呤代谢障碍：如痛风性关节炎、褐黄病等。
- 慢性感染：如结核、梅毒等。
- 血液病：如血友病、白血病等。
- 外伤性关节炎：关节扭伤处理不当、关节骨折整复不良、关节负重不平衡，全身最易伤的关节为膝关节，其次为踝、肘、肩、髋等关节。
- 其他疾病所致：如强直性脊柱炎、牛皮癣、肠病性关节炎、胆道感染、肺癌、白塞综合征（眼、口、生殖器综合征）、退变性关节病。

　　关节痛也有非关节病引起的：如关节周围组织痛（包括腱、韧带、滑液囊、肌肉、筋膜、皮下组织等）。

四肢关节痛常用中药

祛风湿散寒	羌活，川芎，独活，秦艽，桂枝，川乌，木瓜，威灵仙，伸筋草，海风藤，路路通。
祛风湿清热	桑枝，银花藤，海桐皮，防己，秦艽，络石藤，丝瓜络，豨莶草。
祛风湿强筋骨	续断，桑寄生，杜仲，五加皮，千年健，牛膝，巴戟天，狗脊，淫羊藿。
通经络除顽痹	蜂房，乌蛇，土鳖虫，螳螂，白花蛇，全蝎，蜈蚣，地龙、雷公藤。
养血通络	当归尾，夜交藤，鸡血藤。

常见证型调治举例

风寒痹阻证

【症状】	肩颈部或腰脊、下肢酸痛，多劳后加重，甚而屈伸不利，遇寒冷或阴雨尤剧，肌肤麻木不仁，手足滞重。舌淡红，苔薄白，脉弦细。
【治法】	养血通络，疏风散寒。
【方药】	**独活寄生汤加减** 桑寄生15克，杜仲12克，牛膝12克，干地黄10克，当归10克，川芎10克，独活10克，秦艽10克，地龙10克，路路通10克，桂枝6克，甘草6克。

气滞血瘀证

【症状】	肩颈肿胀刺痛，俯仰转动不利，上臂麻木，或腰膝疼痛如锥刺，固定不移，活动受限，下肢麻木。舌紫黯有瘀点，脉弦涩。
【治法】	活血化瘀，祛风除湿。
【方药】	**身痛逐瘀汤加减** 秦艽12克，丹参10克，当归10克，桃仁10克，川芎10克，没药10克，五灵脂10克（包煎），地龙10克，羌活10克，红花6克。

肝肾两虚证

【症状】	身体瘦削，颈、腰、脊背疼痛，甚而僵硬畸形，肢体麻木，伴头晕目眩，腰膝酸软，神疲寐差。舌淡，苔白，脉细弱。
【治法】	补益肝肾，通经活络。
【方药】	**三痹汤加减** 黄芪20克，白芍15克，地黄12克，秦艽12克，续断10克，桑寄生10克，杜仲10克，乌梢蛇10克，地龙10克，茯苓10克，甘草6克，当归6克。

风痹

【症状】	肢体关节酸痛，游走不定，不拘上、下、左、右肢体关节，病或数时，恶风或恶寒，舌质红，苔白微厚，脉多浮紧，也可有沉紧之象。
【治法】	宣痹通络为主，佐以疏风之品。
【方药】	宣痹达经汤 方中以蜂房10克，乌蛇10克，土鳖虫10克，威灵仙10克，羌活10克，防风10克，秦艽10克，豨莶草10克，当归6克，螳螂1只。

湿痹

【症状】	肢体关节沉重酸胀、疼痛，重则关节肿胀，但不红，舌质淡红，苔白厚而腻。
【治法】	渗湿通经活络为主，佐以健脾之品。
【方药】	薏苡仁汤加减 薏苡仁10克，苍术10克，羌活10克，独活10克，防风10克，川乌10克(先煎)，麻黄10克，川芎10克，桂枝6克，当归6克，甘草6克，生姜2片。

热痹

【症状】	肢体关节疼痛，痛处焮红灼热，肿胀疼痛剧烈，得冷稍舒，患者多兼有发热、口渴、心烦、喜冷恶热、烦闷不安等症状，舌质红，苔黄燥，脉滑数。
【治法】	清热解毒通络，佐以疏风之品。
【方药】	白虎加桂枝汤、方中以白虎汤加味 石膏18克，桑枝15克，连翘15克，银花藤12克，知母10克，防己10克，粳米10克，黄柏10克，海桐皮10克，威灵仙9克，姜黄6克，甘草6克

寒痹

【症状】	肢体关节疼痛，屈伸不利，关节肿大、僵硬、变形，甚则肌肉萎缩，筋脉拘紧，肘膝不得伸，舌质暗红，脉细涩。
【治法】	补肾祛寒为主，佐以活血通络。
【方药】	补肾祛寒治尪汤 白芍15克，川续断10克，补骨脂10克，制附片10克(先煎约30分钟)，熟地10克，骨碎补10克，淫羊藿10克，独活10克，威灵仙10克，羌活10克，伸筋草10克，豨莶草10克，当归10克，桂枝6克。

四肢关节痛的注意事项

● 进行适当运动，增强身体素质

经常进行适当运动，如练气功、打太极拳、做体操、散步等，凡能坚持锻炼，则身体强壮，抗病能力强，其抗御风寒湿邪侵袭的能力就比一般没经过锻炼者强。

● 避免风寒湿邪侵袭

当天气变化较大，天寒地冻，刮风下雨，霉雨潮湿季节或环境，均易诱发关节痛。所以，要防止受寒、淋雨和受潮，关节处要注意保暖，不穿湿衣、湿鞋、湿袜等。夏季暑热，不要贪凉受露，暴饮冷饮等。秋季气候干燥，但秋风送爽，天气转凉，要防止受风寒侵袭。冬季寒风刺骨，注意保暖等。

● 注意劳逸结合

适当劳动可促进血液循环，调节免疫功能，达到经络"通则不痛"的目的；但过度劳动不仅会消耗体能及气血，而且易磨损关节而致关节痛。相反，如果长期缺少运动，容易导致气血运行不畅，产生"不通则痛"的不良效果。经常劳动者要适当休养，才能使气血得到及时的补养，同时减少关节磨损，可以舒缓劳损引起的关节痛。所以，要劳逸结合，运动与休息要适度。

● 日常生活中的注意事项

1 居住的房屋要通风、向阳，保持空气新鲜。不要在风口处睡卧，否则易导致抗病能力下降，血液循环不畅而致关节痛。

2 洗脚宜用温水，睡前进行，将双足浸入中药洗方汤药中，一方面可促进下肢血流通畅，另一方面可有消肿止痛，祛风除湿的功效。

3 急性期或急性发作期的关节痛，会有明显的红、肿、热、痛表现，要卧床休息2~3周。否则，会影响关节痛的康复速度。

4 患者出汗较多时，须用干毛巾及时擦干，衣服汗湿后应及时更换，避免受风寒湿侵袭。

5 注意身体保暖，避免受风、受潮、劳累过度及不良情绪过度刺激，要预防感冒，以减少各种致病因素对身体的伤害。

[冠心病]

冠心病是冠状动脉粥样硬化性心脏病的简称，亦称冠状动脉性心脏病，是由于冠状动脉粥样硬化导致心肌缺血、缺氧的一种心脏疾病。该病分为隐性或称无症状性冠心病、心绞痛、心肌梗死、心肌硬化、心律失常五型。中医学中有关本病的论述，分别见于胸痹、厥心痛、真心痛、心悸，以及喘证、厥脱、暴脱等病之中。

中医认为冠心病的主要病因是：

- 年老体虚：因年老体虚，痰浊瘀血内生，脉道失于温运，痹阻不畅而成。
- 缺少运动：久坐少动，气机不利，津停为痰，血滞为瘀。
- 饮食不节：素嗜肥甘；或嗜烟无度、薰灼肺胃、浊脂痰热内生，日久痰阻脉道而发。
- 寒邪内侵：身体阳虚，阴寒之邪乘虚侵入，使寒凝气滞，血行不畅，痹阻心脉而成。
- 情志失调：不良情绪极易导致气机紊乱，而令血行不畅，心脉痹涩而成。

故以气血阴阳亏虚为本，气滞、血瘀、痰阻、寒凝、热郁为标，病位在心，涉及肾、脾（胃）和肝（胆），血瘀气滞、心脉痹涩乃主要病理，临床证候多见虚实夹杂。

一般痛势明显阶段以标实为主，痛势缓解时期则以本虚为主。劳累、情志刺激、饮食失调、感受寒邪等因素，常促进心脉痹阻而痛作，而心脉复通则痛又止。倘若屡发屡止，延久正气愈虚，邪气愈盛，最终可发生真心痛、喘脱、厥脱等危重证候。

冠心病的主要临床表现

• 根据典型心绞痛症状

突然发生于胸骨的压榨性、闷胀性或窒息性头痛，亦可波及大部分心前区及放射至左肩、左上肢前内侧，甚至达无名指与小指，常伴恐惧感，重者出汗，历时1~5分钟，很少超过15分钟。休息或治疗，如口含硝酸甘油等药后，疼痛多在1~2分钟内消失，发作多在劳累、激动、受寒、饱食、吸烟时。

• 根据心肌梗死典型症状

剧烈而持久的胸骨后疼痛，发热，甚至休克；白血球增多，红血球沉降率加快，血清酶活力增高及进行性心电图变化，不难做出诊断。但老年人症状常不典型，无痛性心梗发生率为28%~61%，加之并发症多，早期心电图和血清酶变化亦十分典型，诊断比较困难。如遇老年人不明原因的眩晕、烦躁不安、意识障碍、抽搐、心力衰竭、休克、昏迷等，都应考虑本病的可能。

冠心病常用中药

活血化瘀	赤芍，丹参，红花，桃仁，郁金，降香，川芎。
豁痰泄浊	瓜蒌，薤白，半夏，石菖蒲。
益气养血	当归，黄芪，党参或太子参，炙甘草。
温通散寒	薤白，桂枝，荜拨，高良姜，细辛。
温肾助阳	仙灵脾，巴戟天，杜仲，熟地。
调养肝肾	麦冬，枸杞子，制首乌，山萸肉，白芍，郁金。

常见证型调治举例

气滞血瘀证

【症状】	心胸刺痛，绞痛频作，或在夜间发作，痛处固定，常引及左肩臂内侧，痛甚则肢冷汗出，面白唇青，或心胸满闷如有物压。舌有紫气或瘀点、瘀斑，脉弦或涩，或有歇止。
【治法】	理气活血，通络止痛。
【方药】	血府逐瘀汤加减 当归12克，赤芍10克，丹参10克，红花10克，桃仁10克，山楂10克，郁金10克，降香10克，川芎10克。

痰浊瘀阻证

【症状】	胸闷如室而胀，或隐痛阵作，呕恶，脘痞。舌苔白腻或浊腻，舌黯紫，脉弦滑或沉滑。
【治法】	豁痰泄浊，通络宣痹。
【方药】	瓜蒌薤白半夏汤合桃红四物汤加减 瓜蒌10克，薤白10克，白蔻仁10克，枳壳10克，石菖蒲10克，红花10克，川芎10克，郁金10克，半夏9克，桂枝6克。

寒凝络痹证

【症状】	心胸绞痛，紧缩不舒，受寒易作，或胸痛彻背，畏冷面青，手足不温。苔白或滑腻，舌淡紫，脉沉迟。
【治法】	温通散寒，活络止痛。
【方药】	枳实薤白桂枝汤、良附丸加减 薤白10克，荜拨10克，高良姜10克，细辛3克，香附10克，血竭10克，乳香10克，没药10克，桂枝6克。

气虚血滞证

【症状】	胸闷气短，或伴胸痛，劳累易作，静息则止，头晕心悸，神疲乏力。苔薄，舌偏黯或紫，脉细弱。
【治法】	益气通脉，理气活络。
【方药】	补阳还五汤加减 黄芪20克，酸枣仁20克，党参15克，炙甘草10克，川芎10克，当归10克，赤白芍10克，红花6克，郁金10克。

阴虚血滞证		
【症状】	间有心胸刺痛或胸闷，头晕耳鸣，心悸失眠，腰酸，口干，手足心热。舌红或黯，或有瘀点、瘀斑，苔少或无苔，脉细数或细弦。	
【治法】	滋肾养心，理血通络。	
【方药】	**左归饮、天王补心丹加减** 生地12克，麦冬10克，枸杞子10克，制首乌10克，山萸肉10克，当归10克，白芍10克，丹参10克，郁金10克。	

阳虚血滞证		
【症状】	胸闷时作，或有胸痛，心悸气短，动则气喘，自汗，乏力，腰膝酸软，畏寒肢冷，夜尿频多，唇黯。舌淡紫而胖，脉沉细或结代。	
【治法】	温肾益气，活血通脉。	
【方药】	**保元汤、右归饮加减** 黄芪20克，党参12克，仙灵脾10克，巴戟天10克，杜仲10克，熟地10克，枸杞子10克，川芎10克，姜黄10克，桂枝6克，炙甘草6克。	

验方用药

主要用于血液瘀阻的冠心病

- 三棱、莪术粉各1克，温开水送服，每日2~3次。
- 延胡索、郁金、檀香等分为末，每次2~3克，温开水送服，每日2~3次。
- 参三七粉、沉香粉、血竭粉（2：1：1和匀），温开水送服，每次2克，每日2~3次。

药膳食疗

主要用于冠心病缓解期的日常调治

- 葛根粥：葛根30克，粳米100克，煮粥，早晚或上午、下午温热分食。除调治心绞痛外，也可调治高血压。
- 山楂糖水：山楂片15~30克，水煎去渣，也可与荷叶同煎水，加糖适量，代茶饮。除调治心绞痛外，还可调治高血压、高脂血症。
- 干姜粥：干姜、高良姜各3克，粳米250克，煮粥。早晚温热服食。主要用于冠心病而症见形寒肢冷，时吐清涎者。

[高血压]

高血压是一种以动脉血压持续升高为主要表现的慢性疾病，常引起心、脑、肾等重要器官的病变并出现相应的后果。

高血压的最初症状多为疲乏，时有头晕、记忆力减退，休息后可消失。血压明显升高时，可出现头晕加重，头痛甚至恶心、呕吐。尤其在劳累或情绪激动等引起血压迅速升高时，症状明显。但是有的病人即使血压很高也没有症状，这是需要特别注意的。

按照WHO的血压分类：持续存在收缩压18.7千帕以上，舒张压12.0千帕以上者，为高血压。收缩压12.7~22.3千帕，舒张压12.0~12.7千帕，为临界性高血压。

收缩期血压≥24.00千帕，舒张期血压≥14.0千帕，为中度、重度高血压。

此外，按舒张压水平将高血压分三度：

轻度：舒张压12.7~13.9千帕。

中度：舒张压14.0~15.2千帕。

重度：舒张压≥15.2千帕。

高血压的主要中医病因病机

- 肝肾亏虚，或情志刺激，五志过极，肝失条达。
- 脾胃燥热，恣食肥甘，痰湿内生，导致气血运行不畅而成。
- 久患消渴、胁痛、症积、黄疸等病，伤及肝肾，而发此病。
- 禀赋偏颇，以致痰湿聚生，浊脂内留，影响脉管弹性而成。

病位主在心、脾、肝、肾四脏，基本病理因素为风、火、痰三者相互转化兼夹而致病。

高血压常用中药

调养肝肾	制首乌、生地黄、枸杞子、黄精、桑寄生、炙女贞、菊花、泽泻。
益气健脾	党参或太子参、白术、茯苓、莲肉、葛根、扁豆、薏苡仁、砂仁。
清热化痰	竹沥、半夏、胆南星、瓜蒌皮、海藻、茯苓、陈皮、炒枳壳。
渗湿健脾	苍术、厚朴、藿香、佩兰、茯苓、陈皮、泽泻。
活血化瘀	赤芍、当归、川芎、桃仁、红花、丹参。
熄风潜阳	钩藤、白蒺藜、明天麻、罗布麻叶、珍珠母、石决明。
祛风通络	菊花、葛根，藁本、独活、桑枝。

常见证型调治举例

肝肾亏虚证	【症状】	头昏而痛，目涩视糊，耳鸣，心悸，失眠，腰酸肢麻，口干。舌偏红，脉细或数。
	【治法】	补益肝肾，宣清降浊。
	【方药】	首乌延寿丹合杞菊地黄丸加减 桑寄生18克，生地黄12克，制首乌10克，枸杞子10克，黄精10克，炙女贞子10克，菊花10克，泽泻10克。

脾气虚弱证	【症状】	神疲气短，懒言肢倦，头昏，食少，腹胀，大便偏稀，面色萎黄。舌淡，苔薄腻，脉虚无力。
	【治法】	益气健脾，化浊升清。
	【方药】	七味白术散加减 葛根15克，党参12克，莲肉12克，白术10克，茯苓10克，藿香10克，扁豆10克，薏苡仁10克，荷叶10克，砂仁9克。

痰浊内盛证	【症状】	恣食肥甘，形体肥胖，面有油光，头脑昏重，咯吐痰涎，恶心呕吐，胸闷脘痞，肢麻沉重，口黏。舌苔浊腻，脉滑。
	【治法】	清热化痰，理气泄浊。
	【方药】	温胆汤加减 竹沥30克，胆南星10克，瓜蒌皮10克，海藻10克，茯苓10克，陈皮10克，炒枳壳10克，法半夏9克。

湿困中焦证	【症状】	脘腹痞闷，呕恶食少，口淡黏腻或甜，大便偏稀。舌苔白腻，脉濡。
	【治法】	芳化渗湿，健脾和中。
	【方药】	胃苓汤加减 苍术10克，厚朴10克，藿香10克，佩兰10克，茯苓10克，泽泻10克，陈皮6克。

血瘀络痹证	【症状】	胸闷刺痛，头痛，肢体麻木或有蚁行感。舌隐紫或有紫斑，脉细涩。
	【治法】	活血化瘀，搜风通络。
	【方药】	血府逐瘀汤加减 赤芍10克，当归10克，川芎10克，桃仁10克，丹参10克，蒲黄10克（包煎），地龙10克，白僵蚕10克，红花6克，白芥子5克。

风阳 上亢证	【症状】	头晕目眩，头胀头痛，巅顶掣痛，面赤升火，烦躁易怒，夜寐不安，口干口苦。苔薄黄，舌红，脉弦。
	【治法】	熄风潜阳。
	【方药】	**天麻钩藤饮、镇肝熄风汤加减** 珍珠母20克，淮牛膝12克，钩藤10克，白蒺藜10克，明天麻10克，罗布麻叶10克，石决明10克，黄芩10克，生地10克。

单方验方用药

主要用于高血压的日常调治

- 生山楂、决明子各15~30克，茵陈、人参叶、菊花、银花各10~15克，任选1种，煎水代茶，每日1剂。
- 生大黄粉3克，开水冲服，每日3次。
- 桑寄生、葛根各15克，丹参10克，水煎，每日1剂，分2次服。

药膳食疗

主要用于高血压的日常调养

- 何首乌粥：何首乌30~60克，先煎取浓汁，粳米100克，红枣2~3枚，冰糖适量，同煮为粥，早晚分食。
- 荷叶粥：鲜荷叶1张，洗净煎取汤，入粳米100克，冰糖少许，煮粥，早晚温热服食。

高血压的调护预防

饮食调养

- 避免过度饱食，体重超标者应逐步节食减肥。提倡低钠。
- 杂食而不偏嗜，以五谷杂粮、瓜果蔬菜为主，辅以瘦肉、奶、鱼、豆类等。
- 适合于本病患者或具有降脂作用的食品主要有绿豆、大豆及其制品、玉米、麦面、马蹄、西瓜、番茄、大蒜、葱、洋葱、芹菜、蘑菇、木耳、茼蒿、胡萝卜、海带、海蜇、海参等。饮茶对本病也有裨益。
- 节制肥甘厚味。包括少吃油腻（主要指动物油）食物，烹调以植物油为主，限制甜食和高胆固醇食物，特别是忌食动物肝、脑、肾和蛋类。戒烟、慎酒。

适量活动

- 进行适当的体力活动，尤其是户外锻炼，如打太极拳、散步等，标准是运动后心率在5分钟左右恢复到活动前水平。
- 避免各种精神刺激和过度疲劳。

[慢性咳嗽]

所谓慢性咳嗽，一般指咳嗽时间长于3周者。近年来，欧美国家制定的"咳嗽诊断和治疗指南"有不同的标准：慢性咳嗽指咳嗽时间超过8周者。

中医认为，慢性咳嗽的主要病因是：

- 痰多湿重：相当不明原因性咳嗽。
- 气郁痰阻：相当心理性咳嗽，过度紧张性咳嗽，慢性支气管炎性咳嗽。
- 风邪扰肺：相当过敏性咳嗽（变应性咳嗽），鼻液后滴综合征，细菌、病毒等病原微生物感染所致的咳嗽等。
- 胃气上逆：相当胃食管反流性咳嗽。
- 毒蕴痰聚：相当癌性咳嗽，肺积尘性咳嗽、药物性咳嗽等。
- 心肺气虚：相当心源性咳嗽，慢性心肺源性咳嗽等。
- 虚火上炎：相当慢性咽炎性咳嗽。

慢性咳嗽常用中药

健脾化痰	陈皮，法夏，茯苓，甘草，白术，太子参。
疏肝理气	柴胡，白芍，甘草，枳壳，佛手。
疏风宣肺	荆芥，杏仁，紫菀，白前，百部，紫苏。
理气和胃	香附，苏梗，陈皮，枳壳，炒谷芽，炒麦芽，黄连，竹茹，鸡矢藤。
解毒化痰	白花蛇舌草，半枝莲，重楼。
补养心肺	北芪，太子参，炙甘草，桂枝。
清热利咽	玄参，麦冬，生地，岗梅根，木蝴蝶，桔梗，甘草。

常见证型调治举例

痰多湿重		
	【症状】	咳嗽反复发作，咳声重浊，痰多，痰黏腻或稠厚成块，色白或带灰色，常伴体倦食少，大便时溏，舌苔白腻，脉细滑。
	【治法】	健脾化痰，理气止咳。
	【方药】	六君子汤加味 太子参15克，茯苓12克，白术10克，车前子10克，法夏9克，陈皮6克，甘草6克。 除用以上方作主要治疗外，也可用如下药膳食疗作日常调治： 化痰祛湿汤水 茯苓10克，陈皮6克，南北杏各6克，生姜1片，猪瘦肉150克。 润肺化痰汤水 木瓜1个，银耳12克，南北杏各6克，猪瘦肉150克。

气郁 痰阻	【症状】	胸部痞满，痰黏黄稠，难以咳出，咽喉不舒，情绪烦躁、遇情志刺激而诱发，苔黄腻，脉弦滑。
	【治法】	疏肝理气，化痰止咳。
	【方药】	二陈汤合柴胡疏肝散加减 白芍12克，柴胡10克，枳壳10克，茯苓10克，佛手10克，瓜蒌皮10克，甘草6克，法夏6克，陈皮6克。 除用以上方作主要治疗外，也可用如下药膳食疗作日常调治： 疏肝化痰汤水 佛手瓜1个，新鲜海底椰30克，南北杏各6克，猪瘦肉150克。

风邪 扰肺	【症状】	咳嗽反复，遇天气变化，或灰尘环境，或刺激性气体，或食用某些食物，或说话，或大笑等诱发或加重。易咽痒、鼻塞、流涕，舌苔薄，脉弦或浮。
	【治法】	疏风散邪，宣肺止咳。
	【方药】	止嗽散加减 紫菀12克，白前10克，百部10克，白术10克，杏仁9克，荆芥6克，陈皮6克，甘草6克，紫苏6克。 除用以上方作主要治疗外，也可用如下药膳食疗作日常调治： 固本强肺汤1 花旗参10克，冬虫夏草9克，川贝母9克，陈皮4克，猪瘦肉150克，炖服。 固本强肺汤2 蛤蚧1对，云苓10克，南北杏各6克，陈皮4克，猪瘦肉150克，煲2小时。

胃气 上逆	【症状】	阵发性咳嗽，饱食后尤甚，常伴有胸骨后烧灼感，时泛酸或嗳气，舌淡或红，苔腻，脉细或弦。
	【治法】	理气和胃。
	【方药】	香苏散加减 炒谷芽15克，炒麦芽15克，鸡矢藤15克，香附10克，苏梗10克，枳壳10克，连翘10克，竹茹10克，陈皮4克，黄连3克。 除用以上方作主要治疗外，也可用如下药膳食疗作日常调治： 理气和中汤水 生麦芽20克，生谷芽15克，生熟薏米各10克，陈皮4克，生姜1片，猪瘦肉150克。

毒蕴痰聚		
	【症状】	咳嗽，痰黏难咳，或痰中带血，胸闷胸痛，口渴，大便干结，舌红，苔腻，脉细滑。
	【治法】	解毒化痰，益气养阴。
	【方药】	**散结四方加减** 白花蛇舌草30克，半枝莲30克，刺五加24克，白茅根15克，仙鹤草15克，太子参15克，重楼10克，生地10克，白术10克，茯苓10克，北沙参10克，麦冬10克，桑叶10克，北杏9克，甘草6克。 除用以上方作主要治疗外，也可用如下药膳食疗作日常调治： **解毒化痰汤水** 白花蛇舌草30克，南北杏各6克，陈皮6克，猪瘦肉150克，煲2小时。

心肺气虚		
	【症状】	咳嗽气短，胸闷气促，动则尤甚，或阵发性夜间咳喘，端坐呼吸，甚或咳出粉红色泡沫痰，舌胖暗，苔腻，脉滑无力。
	【治法】	补养心肺，鼓动心脉。
	【方药】	**保元汤合甘麦红枣汤加减** 刺五加24克，北芪18克，太子参18克，淮小麦18克，茯苓10克，白术10克，炙甘草6克，桂枝6克，红枣4粒。 除用以上方作主要治疗外，也可用如下药膳食疗作日常调治： **强心益肺汤水** 北芪18克，党参15克，南北杏各6克，陈皮4克，红枣5粒，猪瘦肉200克，煲2小时。

虚火上炎		
	【症状】	自觉咽中不适，或异物感，或微痛，或咽痒，常有"吭喀"动作。咽部检查见微暗红，喉底颗粒增生，或互相连合成片状如帘珠。舌红，苔薄，脉细数。
	【治法】	养阴降火，清热利咽。
	【方药】	**养阴清肺汤加减** 白芍15克，岗梅根15克，玄参10克，麦冬10克，生地10克，丹皮10克，川贝10克，木蝴蝶10克，桔梗6克，甘草6克。 除用以上方作主要治疗外，也可用如下药膳食疗作日常调治： **养阴降火汤水** 玉竹12克，北沙参10克，南杏仁9克，无花果3粒，猪瘦肉150克，煲2小时。

单方验方

- 干咳无痰：白果10克，冰糖10克，先将白果碾碎成渣，再放适量水，然后放入冰糖蒸熟，晚上睡前服用，每日1次，1个月为1疗程。
- 久咳不愈：新鲜生姜切3~5片（不宜太厚），然后加入适量红糖和核桃仁，并将三者搅拌均匀，每日用温开水分3次冲服，对医治久咳不愈的患者功效颇佳。
- 老年慢性气管炎：生姜汁和麦芽糖各5克，饭后用少量沸水冲服。
- 慢性咽炎久咳：取适量菊花放入杯中，倒入沸水数分钟，待菊花沉入杯底后，再加入少量蜂蜜摇匀，每隔10~15分钟含服1次润喉，然后徐徐咽下。

久咳注意事项

- 戒烟戒酒。
- 不宜过食辛辣及肥甘厚腻品。
- 不宜吃煎炸品。
- 注意多休息：睡7~8小时。
- 少讲话，不宜大声或高声。
- 多清润：如吃润肺润喉之品。

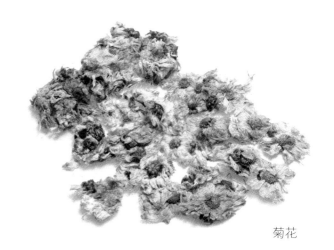

菊花

中医药膳养生

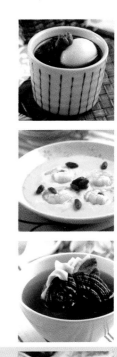

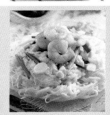

中医药膳养生主要从治疗疾病和养生保健两个方面进行。在临床中，某些患有慢性疾病或体虚的人难以承受峻药『强攻』，多需要用药膳或食物为主加以治疗。药膳治疗是根据『五味相调，性味相连』的原则以及『寒者热之，热者寒之，虚者补之，实者泻之』的法则，针对病人的证候，应用相关药膳进行调养或治疗，以达到康复或病愈的目的。药膳用于养生保健方面是指以增进健康为目的的调养。主要包括保健益寿类药膳，如人参鸡汤、党参桂圆南枣茶等，以及预防类药膳，如金银花苦瓜汤、银翘粥等。

人参

性味 性温，味甘微苦。

归经 归脾、肺、心经。

选购要点

以枝大、纹细、芦头长、有圆芦及珍珠点、无霉变、无虫蛀、无折损者为佳。

保存要点

干燥保存。

用法用量

煎汤。5~10克，用文火煎，单服或冲服，也可熬成膏或入丸、散。

功效

大补元气，固脱生津，安神。

应用

1. 治重病、久病或大出血后虚脱。
2. 治劳伤虚损、食少、倦怠、大便滑泄、肺虚气短喘促。
3. 治惊悸、健忘、小儿慢惊、眩晕头痛。
4. 治尿频、消渴、妇女崩漏及久虚不复。
5. 治一切气血津液不足之证。

注意事项

1. 实证、热证忌服。
2. 若脾胃热实、阴虚阳亢、喘嗽痰盛者，以及儿童、孕妇等均应慎用人参。

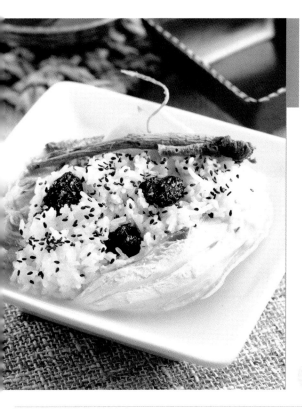

人参鸡汤

2~3人量

材料

人参1根，仔鸡1只，南枣3粒(去核)，糯米及芝麻各12克，生姜1片

调味料：胡椒粉及盐各适量

做法

1. 所有材料分别洗净，备用。
2. 仔鸡去内脏，将其他各材料放入鸡肚内，并用绳捆起来。
3. 加水浸没仔鸡，旺火煮沸，至鸡及各材料煮烂，下调味料即成。

用法

饮汤食渣。

功效应用：益气养血。适用于气血虚弱者。

人参糖水

1人量

材料

人参1根，核桃仁20克，百合12克，生姜1片

调味料：冰糖少许

做法

1. 所有材料分别洗净，备用。
2. 将核桃仁、人参、百合、生姜共入砂锅中，加水适量，煎汁1碗。
3. 弃去生姜，加入冰糖稍炖即成。

用法

每日1剂，临睡前温服，连用3~5天为1疗程。

功效应用：益气养阴安神。适用于气阴虚弱引起的心悸。

养心人参茶

1人量

材料

人参1根，熟枣仁20克，麦冬12克，南枣12克，桂圆肉12粒

做法

1. 所有材料分别洗净，备用。
2. 人参切片、熟枣仁打碎。
3. 将人参、熟枣仁、桂圆肉、南枣、麦冬放入炖盅内，加入小半碗水，隔水炖30~40分钟。

用法

食人参片、桂圆肉、南枣，茶水1日内频频饮完。

功效应用：养心安神，益气养阴。适用于气阴虚弱、津液受损之失眠等。

西洋参

选购要点

以个头均匀、色白起粉，
表面细致密集成环状、
质硬、体轻、气清香、味浓，
含在口中能生津者
品质较佳。

保存要点

置阴凉干燥处
保存。

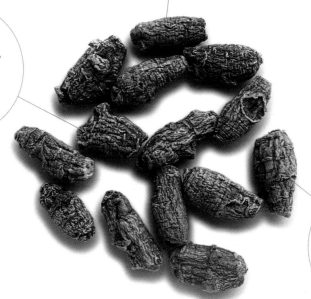

用法用量

煎汤。5~10克，
可切片或研末单
服、冲服或炖服。

功效

补气养阴，泻火除烦，养胃生津。

应用

1.气阴两虚引起的肺热燥咳、神疲懒言、
四肢倦怠、烦躁易怒。

2.热病后伤阴、津液亏损、口燥咽干等。

3.盗汗、长期低热、疲劳、慢性肝炎、
早期肝硬化等。

注意事项

1.西洋参性偏寒凉，脾胃阳虚、胃有湿
浊者忌用。

2.感冒发热时不宜用西洋参。

3.在服用西洋参期间，不宜吃生冷食物
或白萝卜。

西洋参炖仔鸡

材料

西洋参20克，仔鸡1只，山药60克，红枣6粒，生姜1片
调味料：盐适量

做法

1. 所有材料分别洗净，备用。
2. 西洋参切片；山药放温水中，稍加盐泡30分钟；红枣去核；仔鸡剖净，斩件。
3. 将所有材料放入炖盅内，加适量开水，加盖文火隔水炖2.5小时，下盐调味。

用法

饮汤食渣。

功效应用：补肺健脾，益气养阴。适用于热病后气阴两伤之倦怠乏力、口干舌燥，或因气阴不足而引起的短气干咳、津少口渴、心烦失眠者。

杞菊西洋参茶

材料

西洋参20克，枸杞子12克，菊花9克

做法

1. 西洋参洗净、切片；菊花及枸杞子洗净。
2. 将西洋参、菊花及枸杞子放在保暖杯中，加入适量沸水浸泡，加盖闷约15分钟即可。

用法

饮茶食渣。

功效应用：益气生津，养肝明目。适用于疲乏无力、少气口干、目涩眼花等。

莲子百合洋参糖水

材料

西洋参10克，莲子(去心)30克，百合20克
调味料：冰糖适量

做法

1. 所有材料分别洗净，备用。
2. 将西洋参、莲子、百合放入砂锅中，加水适量，煲约35分钟，再加入冰糖稍煲即成。

用法

每日1剂。早晚分2次温服，连用3~5天为1疗程。

功效应用：益气养阴，养心安神。适用于气阴虚弱引起的心悸。

洋参杞地葛根茶

材料

西洋参10克，生地10克，枸杞子12克，葛根15克

做法

1. 将洗净的西洋参、枸杞子、生地、葛根用水浸泡15~20分钟。
2. 再放煲中煮30分钟即成。

用法

饮茶。

功效应用：益气养阴，降压降糖。适用于气阴虚弱、津液受损引起的高血压及糖尿病等。

党参

归经 归脾、肺经。

性味 性平，味甘微酸。

选购要点

以条大粗壮、皮松肉紧、横纹多、肉色黄褐、有香气、甜味浓者为佳。

保存要点

置于通风干燥处保存。

用法用量

煎服。每次6~10克，大剂量可用至30克，或入丸散。益气生津，宜生用；补气健脾，宜炒用；治疗肺虚，宜蜜炙用。

功效

补中益气，健脾益肺。

注意事项

1. 凡有实证、热证不宜单独服用党参。
2. 服用党参时忌食白萝卜，忌饮茶。
3. 不宜与藜芦同用。

应用

1. 脾胃虚弱、倦怠乏力、纳少便溏、脾虚食少、面目浮肿、久泻脱肛等症。
2. 肺气不足，气急喘促。
3. 党参的功效与人参相近，但效力较弱，适用于各种气虚不足者。

党参枸杞炖瘦肉

材料

党参30克，枸杞子20克，猪瘦肉150克，陈皮1角，姜片4片

调味料：盐适量

做法

1. 所有材料分别洗净。
2. 将瘦肉放入碗内，加水盖过瘦肉，再加入枸杞子、陈皮、党参、姜片，拌匀，盖上盖，放入蒸锅中蒸2.5小时，下盐调味即成。

用法

饮汤，食党参、枸杞子。

功效应用：益气养血，理气和中。适用于气血虚弱、肠胃气滞所致疲倦易晕、腹胀少食等。

参芪南枣煲猪骨汤

材料

党参30克，黄芪30克，南枣12克，猪骨500克

调味料：盐适量

做法

1. 所有材料分别洗净，备用。
2. 南枣去核，猪骨洗净砍段。
3. 党参、黄芪、猪骨、南枣一同放入锅内，加水适量，武火煮沸后，改文火煲约2小时，下盐调味即可。

用法

频饮汤，稍食汤渣。

功效应用：益气养血，用于气血虚弱之病后体弱者。

党参桂圆南枣茶

材料

党参20克，桂圆肉15克，南枣15克

做法

1. 所有材料分别洗净，备用。南枣去核。
2. 将党参、桂圆肉及南枣共入砂锅中加水适量，煎汁1碗。

用法

每日1剂。午餐前服用，连用3~5天为1疗程。

功效应用：益气养血。适用于气血虚弱引起的气短乏力、心悸失眠等。

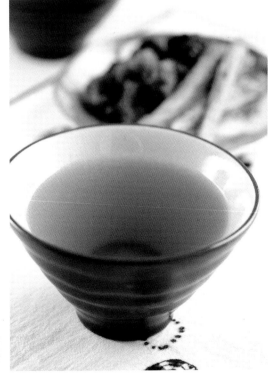

太子参

归经 归脾、肺经。

性味 性平，味甘微苦。

选购要点
以条粗肥润、黄白色、无须根者为佳。

保存要点
置于通风干燥处保存。

用法用量
水煎服。
每次9~30克。

功效
健脾补肺，益气生津。

注意事项
1. 凡有邪实之证者不宜服太子参。
2. 服用期间，忌刺激性物质，如香烟等。

应用
1. 用于脾虚体倦、食欲缺乏、面目浮肿等症状。
2. 肺脾气虚引起的津少口渴及肺燥干咳。
3. 现代常用于小儿发育不良、慢性气管炎、慢性肠炎等。

太子参玉竹瘦肉汤

材料

太子参30克，玉竹12克，猪瘦肉200克

调味料：盐适量

做法

1. 将所有材料洗净，备用。
2. 瘦肉汆水，备用。
3. 将6碗水放入瓦煲中，煮沸后放进全部材料，用武火煲至再沸腾，转文火煲2小时；下盐调味即可。

用法

饮汤，食肉。

> **功效应用：益气养阴。**适用于气阴虚弱所致疲倦乏力、口干咽燥等。

太子参炖仔鸡

材料

太子参15克，仔鸡250克，葱、姜、酒各适量

调味料：盐适量

做法

1. 所有材料洗净，备用。
2. 将仔鸡洗净斩块，汆水后备用。
3. 将仔鸡、太子参、葱、姜、酒一起放入炖盅内，加适量水炖约2小时，至熟透后加入盐稍煮几分钟即可。

用法

食鸡佐餐。

 高血压、肾炎、胃炎患者不宜多食。

> **功效应用：健脾益气，和胃补虚。**适用于脾胃气虚引起身体虚弱者，也适用于秋冬女性进补及产后虚弱者。

太子参玉竹粥

材料

太子参12克，玉竹15克，粳米60克

做法

1. 将太子参、玉竹及粳米洗净，备用。
2. 各材料入瓦锅中，加水6碗，先武火，水沸后转文火，煮成稀粥。以砂糖调味即可。

用法

食粥。

> **功效应用：益气养阴。**适用于气阴两虚引起的疲倦气短、口干咽燥，以及鼻咽癌放疗后引起的口咽干燥症。

太子参龙枣饮

材料

太子参15克，桂圆肉12克，南枣5粒

做法

1. 将太子参、南枣、桂圆肉洗净，备用。
2. 各材料入瓦锅中，加水5碗，先武火，水沸后转文火，再煲30分钟。

用法

饮汤，食桂圆肉、南枣。

> **功效应用：益气养血。**适用于气血虚弱引起的疲倦易晕、面色苍白者。

黄芪

性味 性温，味甘。

归经 归肺、脾二经。

选购要点

以条粗长、皱纹少、粉性足、质坚实而绵、味甜者为佳。

保存要点

置通风干燥处，注意防潮、防蛀。

用法用量

煎汤。每天10~15克，大剂量可用至30~60克；也可炖服，每次15~20克。

功效 补气升阳，固表止汗，托疮生肌，利尿退肿。

注意事项 实证及阴虚阳盛者忌服。

应用

1. 气虚乏力，中气下陷之肾下垂、胃下垂、子宫下垂等。
2. 表虚自汗，血虚萎黄，久泻脱肛，便血崩漏。
3. 痈疽难溃，久溃不敛。
4. 消渴，慢性肾炎，糖尿病。

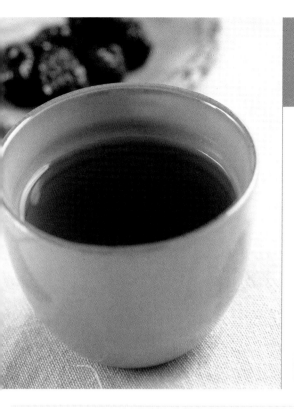

黄芪红枣饮

1人量

材料

黄芪15克，红枣6粒

做法

1. 将所有材料洗净，备用。
2. 将黄芪、红枣放入砂锅内，加3碗半水，小火煮1小时左右。

用法

饮汤，食枣。每日1剂，分2~3次服用，连服15天为1疗程。

功效应用：益气养血。适用于气血虚弱之气短乏力、自汗心悸、皮下出血等。

黄芪鳝鱼羹

2~3人量

材料

黄芪30克，红枣5粒（去核），黄鳝300克，姜2片
芡汁：粟粉3汤匙，水1/3杯
调味料：盐适量

做法

1. 所有材料洗净，备用。
2. 将鳝鱼用热水烫片刻，取出，刮去鳝鱼皮上的滑潺，冲洗干净，抹干切丝备用。
3. 黄芪装入布袋内；锅内下油爆香姜，下鳝鱼丝、红枣、黄芪煮熟。下盐调味，勾芡即成。

用法

饮羹，食鳝鱼。

功效应用：益气养血，补益肝肾。适用于气血虚弱、肝肾不足之倦怠气短、面色无华、口淡无味、腰膝无力等。

黄芪蒸鹌鹑

2人量

材料

黄芪20克，鹌鹑2只
调味料：生抽3汤匙，糖1/3汤匙，上汤适量，芝麻油、胡椒粉少许

做法

1. 黄芪洗净。鹌鹑洗干净，加调味料拌匀。
2. 黄芪放入鹌鹑腹中，放在深碟上，加入上汤，用湿绵纸封紧，蒸约30分钟即成。

用法

以肉佐餐。

功效应用：健脾益气，强筋壮骨。适用于声低气短、疲倦乏力、腰酸膝软、眩晕易肿者。

刺五加

性味 性温，味辛微苦。

归经 归脾、肾、心经。

选购要点

根茎呈不规则圆柱形，
表面灰褐色，有皱纹；
上端有不定芽发育的细枝。
根为圆柱形，多分枝，常扭曲，
表面灰褐色或黑褐色，粗糙，
皮薄，剥落处显灰黄色。
刺五加质硬，断面为黄白色，
具有特异香气，
味辛、微苦。

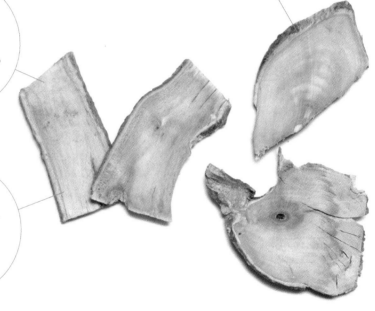

保存要点

置于阴凉干燥处。

用法用量

煎服。5~12克。

功效 健脾益气，补肾壮腰，养心安神。

注意事项 热证及实证者忌服。

应用
1. 体虚乏力、食欲不佳等。
2. 肾虚所致腰膝酸痛等。
3. 神经官能症，失眠多梦，对急性脑血栓和冠心病也有一定的疗效。

刺五加安神汤

1人量

材料

刺五加30克，五味子15克
调味料：红糖适量

做法

1. 所有材料洗净，备用。
2. 将所有材料加水1000毫升，熬至300毫升，加红糖调味即可。

用法

饮汤，分3次饮用。

功效应用：健脾补肾，养心安神。适用于脾肾虚弱、心神不宁所致胃口欠佳、腰膝酸软、心慌心跳者。

刺五加排骨汤

2人量

材料

刺五加、红枣、黄芪、党参各20克，排骨200克
调味料：盐适量

做法

1. 所有材料洗净，备用。
2. 锅内加入适量水烧沸后，将所有材料放入锅内煲约2小时，下盐调味即可。

用法

饮汤，食排骨。

功效应用：健脾益气，调补肝肾。适用于脾气虚弱、肝肾不足所致疲倦乏力、腰膝酸软、气短声低等。

刺五加茶

1人量

材料

刺五加30克，桂圆肉10克，苹果1个
调味料：红糖适量

做法

1. 所有材料洗净，备用。
2. 苹果去皮，切块。
3. 将所有材料放入瓦煲中，加水800毫升，煮约半小时，再加入红糖调味即成。

用法

饮茶。

功效应用：健脾补肾，养血安神。适用于脾肾虚弱、心神失养所致气短乏力、腰膝酸软、睡眠欠佳等。

刺五加葛根粥

2人量

材料

刺五加15克，葛根30克、薏苡仁30克、粳米50克
调味料：冰糖适量

做法

1. 所有材料洗净，备用。葛根切碎。
2. 刺五加，先加水煮片刻，取汁液，与其他材料同放入砂锅中，加水适量，武火煮沸，改文火熬成粥，加冰糖调味即可。

用法

食粥。

功效应用：健脾补肾，养血安神，解肌祛湿。适用于脾肾虚弱、心神失养、湿困经脉所致肌肉拘紧、肩膊酸痛、疲倦乏力、腰膝酸软、睡眠欠佳等。

灵芝

归经 归心、脾、肺经。

性味 性平，味甘微苦。

选购要点
以色鲜艳、
个体完整者为佳。

保存要点
置干燥处，防霉、
防蛀。

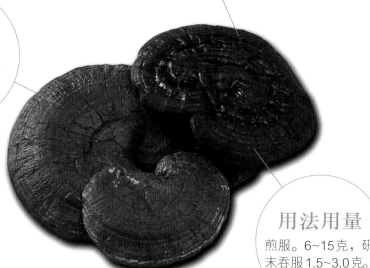

用法用量
煎服。6~15克，研
末吞服1.5~3.0克。

功效 补益气血，养心安神，健运脾胃，止咳
平喘，降脂降糖。

注意事项 有发热恶寒、鼻塞流涕等外感表证者不
宜服。

应用
1. 心气虚及心脾两虚所致心悸、失眠多
   梦、食欲缺乏、神疲乏力等。
2. 虚劳咳喘。
3. 高脂血症及动脉硬化、胃及十二指肠
   溃疡、糖尿病等。

灵芝百合汤

材料

灵芝、百合各15克，南沙参、北沙参各10克，猪瘦肉200克

调味料：盐适量

做法

1. 所有材料洗净，备用。
2. 灵芝切片，放入布袋内。
3. 瘦肉杂水切件。
4. 先将水放入煲内煮沸，再放入全部材料（盐除外），用大火煮沸，改慢火煲2小时，下盐调味即可。

用法

饮汤。

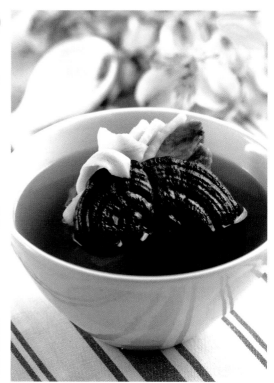

功效应用：益气润燥，养心安神。适用于气短乏力、口干咽燥、心神不宁、睡眠欠佳等。

灵芝陈皮老鸭汤

材料

紫灵芝10克，老鸭1只，蜜枣2粒，陈皮1角

调味料：盐适量

做法

1. 所有材料洗净，备用。
2. 将老鸭去鸭尾，斩大件。
3. 陈皮浸透，刮去瓤。
4. 先将水放入煲内煮沸，再放入全部材料，大火煮沸后，改中慢火煲约2.5小时，下盐调味即可。

用法

饮汤，食鸭。

功效应用：益气滋阴，养心安神。适用于气阴虚弱所致的少气懒言、神疲乏力、头晕目眩、五心烦热、形体消瘦、潮热舌红等。

灵芝饮

材料

灵芝10克

做法

灵芝洗净，切片，放入保温杯内，冲沸水400~500毫升，焖半小时后即可饮用。

用法

一日之中频频慢饮。

功效应用：补益气血，养心安神，健运脾胃。适用于心脾两虚所致心悸、失眠多梦、食欲缺乏、神疲乏力等。

白术

归经 归脾、胃二经。

性味 性温，味苦、甘。

选购要点

以个大、表面灰黄色、断面黄白色、气味香浓、有云头、质坚实、无空心者为佳。

保存要点

置于阴凉干燥处，防蛀。

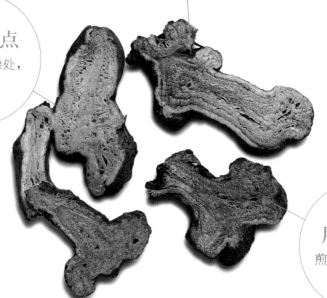

用法用量

煎服。6~12克。

功效 健脾益气，燥湿利水，固表止汗，安胎。

应用
1.脾虚食少、痰饮眩悸、腹胀泄泻等。
2.自汗、胎动不安等。

注意事项 身体阳亢阴虚，干咳少痰，口燥咽干者忌服。

白术黄豆鲤鱼汤

材料

白术15克，黄豆60克，鲤鱼1条
调味料：盐适量

做法

1. 所有材料洗净，备用。
2. 起油锅，将鱼煎至两面微金黄。
3. 白术放入布袋内备用。
4. 用瓦煲烧沸水，放入所有材料，先用大火煮沸，改慢火煲2小时，下盐调味即可。

用法

饮汤，食鱼。

功效应用：健脾益气，祛湿利水。适用于脾虚食少、身重水肿、气短乏力等。

白术猪肚粥

材料

白术15克，粳米50克，猪肚1个，生姜2片
调味料：盐、生粉各适量

做法

1. 所有材料洗净，备用。
2. 猪肚翻转过来，用盐、生粉搓擦至干净。
3. 瓦煲放入适量水，将猪肚、白术、生姜一同煨炖，去渣取汁液。
4. 再将汁液、猪肚煮粳米成粥，即可食用。

用法

饮粥，食猪肚。

功效应用：健脾和胃。适用于脾胃虚弱所致胃口欠佳、腹胀乏力等。

白术莲子山药瘦肉汤

材料

白术15克，山药15克，芡实15克，莲子20克，猪瘦肉300克
调味料：盐适量

做法

1. 所有材料洗净，备用。
2. 山药用温盐水泡15分钟去硫黄。
3. 莲子用水泡30分钟，去心。
4. 瘦肉汆水备用。
5. 瓦煲盛水烧沸后，放入全部材料，改慢火煲2小时，下盐调味即可。

用法

饮汤，食莲子、芡实、猪肉等汤渣。

功效应用：健脾益气。适用于脾胃虚弱所致气短乏力、食少腹泻等。

白术茶

材料

白术10克，甘草3克，红枣5粒(去核)，绿茶叶1克

做法

1. 所有材料洗净，备用。
2. 将白术、甘草、红枣放入锅内，加水煮沸，改慢火再煮10分钟，加入绿茶叶，代茶饮用。

用法

饮茶。

功效应用：益气和中。适用于脾胃气虚所致神疲乏力、气短声低、腹胀食少等。

山药

性味 性平，味甘。

归经 归脾、肺、肾经。

选购要点
以条粗、质坚实、
粉性足、
色洁白者为佳。

保存要点
置于阴凉干燥处，
防蛀。

用法用量
煎服。15~30克。大剂量
可用至50克，也可入丸、
散服用，还可捣敷外用。

功效 健脾养胃，益肺补肾，养阴生津，止泻固精。

应用
1.脾虚腹泻、久泻不止。
2.肾虚小便频数、肺虚咳嗽。
3.遗精、白带、糖尿病等。

注意事项 湿盛中满者不宜服。

山药枸杞甲鱼汤

材料

甲鱼1只，山药30克，枸杞子15克，生姜3片

调味料：盐适量

做法

1. 所有材料洗净，备用。

2. 山药用温盐水浸15分钟以去除硫黄。

3. 甲鱼去内脏洗净，斩块。

4. 烧热油锅，倒入适量油烧热，再倒入甲鱼在油中爆过，盛起，待用。

5. 将全部材料放入炖盅，加入冷开水，加盖放入炖锅内，用文火隔水炖3小时，下盐调味。

用法

饮汤，食甲鱼、山药等汤渣。

功效应用：健脾补肾，养肝明目。适用于脾肾肝虚弱所致口干食少、疲倦乏力、腰膝酸软、头晕眼花等。

山药桂圆粥

材料

山药30克，桂圆肉15克，荔枝干10克，五味子3克，粳米50克

调味料：红糖适量

做法

1. 所有材料洗净，备用。

2. 山药用温盐水浸15分钟以去除硫黄。

3. 将全部材料同放入砂锅内，加适量水煮沸，改文火煮为稀粥，加入红糖即可。

用法

食粥，食山药、桂圆肉等汤渣。

功效应用：益气养血。适用于气血虚弱所致胃口欠佳、精神欠佳、心神不安等。

山药芡实乳鸽汤

材料

山药50克，芡实50克，桂圆肉15克，乳鸽1只，猪瘦肉250克，生姜2片

调味料：盐适量

做法

1. 所有材料洗净，备用。

2. 山药用温盐水浸15分钟以去除硫黄。

3. 乳鸽去内脏后洗净，与瘦肉同汆水备用。

4. 汤煲加入适量水烧沸，放入全部材料，武火烧滚后，改文火煲2小时，下盐调味即可。

用法

饮汤，食汤渣。

功效应用：益气养血，固精止泻。适用于气血不足，脾肾虚弱所致气短乏力、心神不宁、遗精、腹泻等。

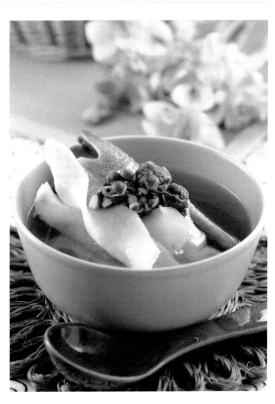

甘草

选购要点

以外皮细紧、色红棕、
质坚实、断面色黄白、
粉性足、味甜、
嚼之纤维少者。

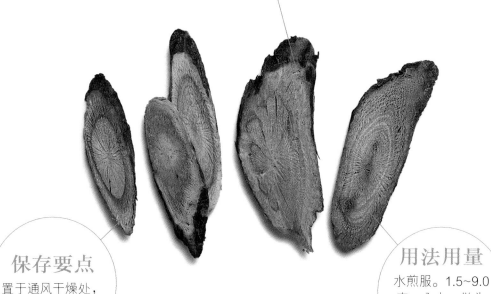

保存要点

置于通风干燥处，
防蛀。

用法用量

水煎服。1.5~9.0
克。入丸、散为
1~3克。

功效 健脾益气，祛痰止咳，清热解毒，缓急止痛，调和诸药。

注意事项 实证中满者及醛固酮增多症、低血钾症患者不宜用。

应用
1. 脾胃虚弱引起的倦怠乏力、心悸气短。
2. 咳嗽痰多、咽喉肿痛、痈肿疮毒。
3. 脘腹疼痛、四肢挛急疼痛、热淋尿痛等。
4. 缓解其他药物的毒性和烈性。

甘草葱油卤水小排骨

材料

腩排500克，猪骨100克

卤水料：甘草2片，桂皮1片，八角1粒，玫瑰露酒2汤匙，粗盐1茶匙，姜2片，葱4条，水3杯

做法

1. 所有材料洗净，备用。
2. 将猪骨汆水后，放入煲内。加水3杯及其余卤水料煮1小时。
3. 将腩排抹干水分，放入卤水内，用慢火浸煮40分钟，其间稍转动腩排拌匀。
4. 将腩排上碟，淋上卤水汁即可。

用法

食腩排。

功效应用：健脾润肠。适用于脾气虚弱所致气短乏力、胃口欠佳、大便不畅等。

甘草二皮粥

材料

甘草3克，桑白皮9克，地骨皮9克，粳米50克

做法

1. 所有材料洗净，备用。
2. 甘草打碎成粉状，备用。
3. 桑白皮剪成小段。
4. 将桑白皮、地骨皮、甘草粉放入煲内，加适量水先煮30分钟，去渣取汁液与粳米共煮成粥。

用法

食粥。

功效应用：清肺和中。适用于肺热兼中气不足者，症见咳嗽痰黄、口干咽燥、胃口欠佳等。

杭菊花甘草饮

材料

杭菊9克，甘草6克

做法

1. 所有材料洗净，备用。
2. 将杭菊除去杂质，去蒂。
3. 将杭菊、甘草放入保暖杯中，冲入沸水，加盖泡约10分钟即可饮用。

用法

饮茶。

功效应用：清热明目。适用于风热伤津所致口干口渴、目涩眼蒙，或眼热眼眵等。

浮小麦甘草饮

材料

甘草6克，红枣30克，浮小麦60克

做法

1. 所有材料洗净，备用。
2. 红枣浸泡去核。
3. 将红枣、浮小麦、甘草同放入煲内，加水适量，先用大火煮沸，再转小火煮45分钟，去渣取汁液。

用法

饮茶。

功效应用：益气固表。适用于气虚所致易出汗、倦怠乏力、心悸气短、脘腹以及四肢挛急疼痛、痈肿疮毒等病症。此外，甘草还可缓解其他药物的毒性和烈性。

红枣

选购要点
以光滑、油润、
肉厚、味甜、
无霉蛀者为佳。

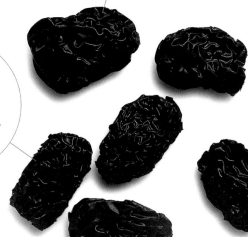

保存要点
置通风干燥处，
注意防潮、防蛀、
防霉。

用法用量
煎汤。3~10粒。

功效 补中益气，养血安神。

应用
1. 气血不足引起的贫血萎黄。
2. 脾胃虚弱之四肢无力、食少便溏等。
3. 缺铁性贫血、动脉硬化、妇女月经过多以及便血等。
4. 妇人脏躁。

注意事项 中满痰多者不宜服。

红枣银耳鹌鹑汤

材料

红枣15克，蜜枣15克，银耳20克，鹌鹑2只

调味料：盐适量

做法

1. 所有材料洗净，备用。
2. 鹌鹑去内脏洗净，氽水备用。
3. 银耳浸泡，撕成小朵去蒂。红枣去核。
4. 将水放入煲内，煮沸后放入所有材料，武火煲滚后，改文火煲2小时，下盐调味即成。

用法

饮汤，食肉。

功效应用：益气养血，滋阴润燥。适用于气血虚弱、阴津不足所致面色萎黄、四肢无力、皮肤干燥无光泽、口干咽燥、胃口欠佳等。

冬菇红枣粥

材料

冬菇60克，红枣12粒，粳米100克

调味料：红糖适量

做法

1. 所有材料洗净，备用。
2. 冬菇浸软，去蒂，切成小粒。红枣去核。
3. 粳米洗净，加水适量煮沸，再加冬菇粒、红枣，续煮至粥熟，加入红糖调味即可。

用法

饮粥，食冬菇、红枣。

 Tips
1. 皮肤瘙痒者不宜多食冬菇。
2. 特别大的鲜冬菇可能为激素催肥，购买时要注意。

功效应用：益气养血。适用于气血虚弱所致疲倦乏力、面色萎黄、贫血食少等。

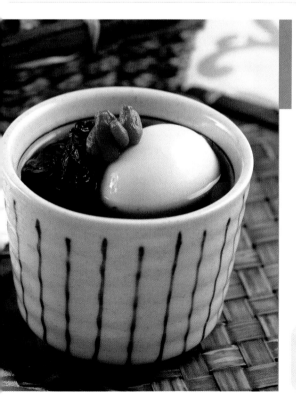

枸杞红枣鸡蛋茶

材料

枸杞20克，红枣10粒，鸡蛋2个

调味料：黑糖适量。

做法

1. 所有材料洗净，备用。
2. 红枣去核。鸡蛋煮熟，去壳，备用。
3. 将适量水放入煲内烧滚后，放入枸杞、红枣，煮约1小时，放入熟鸡蛋，加入黑糖即可。

用法

饮茶，食鸡蛋及枸杞、红枣。

功效应用：益气养血，健脑益智。适用于气血虚弱所致眼花眼蒙、贫血乏力、记忆力下降、思想难以集中等。

白扁豆

选购要点

白扁豆的品质优劣可通过观察外表判断，常以个大、色白、颗粒饱满，且不掺有杂质、虫蛀者为上品。

保存要点

置于密封容器，注意防虫、防鼠。

用法用量

煎汤。10~15克；煮粥，鲜品30~60克，与大米或小米粥饮服。

功效

健脾化湿，和中消暑，解毒。

注意事项

暑湿腹泻宜用生扁豆，久泻便溏宜用炒扁豆。

应用

1. 脾虚呕逆、烦渴胸闷、食少久泄。
2. 暑湿吐泻、小儿疳积。
3. 妇女白带过多。
4. 食物中毒。

二豆山药煲尾龙骨

2~3人量

材料

炒白扁豆20克，赤小豆20克，山药20克，云苓12克，西施骨300克，陈皮1角，老姜2片

调味料：盐适量

做法

1. 炒白扁豆、赤小豆、山药、云苓洗净，沥干水分，备用；陈皮泡软去瓤，备用。
2. 西施骨斩件，汆水。
3. 汤煲加水，用猛火煲滚后，放入全部材料煲2小时，下盐调味即可。

用法

饮汤。

 Tips 身体虚弱者每次不宜饮超过半碗(不多于100毫升)，且宜慢饮。

功效应用： 健脾祛湿。适用于脾虚湿困所致胃口欠佳、腹胀腹泻、疲倦乏力等。

扁豆猪肚汤

2~3人量

材料

炒白扁豆15克，山药15克，生姜2片，猪肚1个、粟粉适量

调味料：盐适量

做法

1. 所有材料洗净，备用。
2. 将猪肚洗净翻转过来，用盐、粟粉搓擦，然后用水冲洗，反复几次，备用。
3. 山药用温盐水浸泡15分钟去硫黄。
4. 将适量水放入煲内，煮沸后加入全部材料，武火烧滚后，改文火煲2小时，下盐调味即可。

用法

饮汤，食适量汤渣。

功效应用： 健脾和胃。适用于脾胃不和所致胃口不香、食少便溏等。

扁豆山楂鸭肾汤

2~3人量

材料

鲜鸭肾(又称为鸭胗)3个，猪瘦肉200克，炒扁豆30克，山楂30克，陈皮1角

调味料：盐适量

做法

1. 所有材料洗净，备用。
2. 陈皮泡软去瓤。
3. 鲜鸭肾用盐擦洗干净。
4. 猪瘦肉汆水备用。
5. 将水放入煲内，煮沸后，加入全部材料，武火烧滚后，改文火煲2小时，下盐调味即可。

用法

饮汤，食适量汤渣。

功效应用： 健脾祛湿，和胃消食。适用于脾虚湿困、消化不良引起的食易胃胀、疲倦乏力等。

扁豆玉米红枣粥

3人量

材料

白扁豆20克，玉米棒300克，红枣6粒

调味料：冰糖适量

做法

1. 玉米棒去外衣，洗净；加水煮约20分钟后取出。稍凉后，用不锈钢汤匙刮下玉米粒备用。
2. 白扁豆洗净；红枣去核，洗净。
3. 加适量水入煲内，下玉米粒先煮烂，再加入白扁豆、红枣、冰糖，用小火煮10分钟即成。

用法

食粥，食玉米等。

功效应用： 健脾和胃。适用于脾胃不和所致胃口不香、食少便溏、胃部隐痛等。

红景天

归经 归肺、心经。

性味 性寒，味甘、涩。

选购要点
以根粗长、
质轻脆、
气香浓者为佳。

保存要点
置阴凉干燥处，
注意防潮、防蛀、
防鼠。

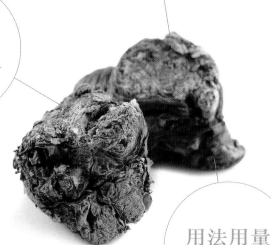

用法用量
煎服。3~9克。

功效 轻身益气，清肺止咳，活血止血。

注意事项 孕妇慎用。

应用
1. 各种原因引起的疲劳困乏、胸闷心慌、头晕健忘、免疫力低等。
2. 咳血、肺炎咳嗽、吐血、妇女崩漏等。
3. 现代研究显示红景天在抗缺氧、抗疲劳、抗病毒、提高机体免疫力、延缓衰老、抗辐射、双向调节功能等方面有不错的效果。

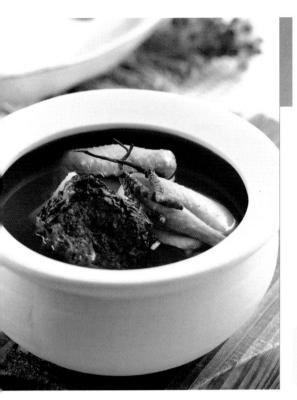

红景天虫草炖乳鸽

材料

乳鸽1只，红景天9克，冬虫夏草3克，猪瘦肉200克，生姜3片

调味料：盐适量

做法

1. 红景天、冬虫夏草洗净、沥干水分。
2. 瘦肉洗净，汆水备用。
3. 乳鸽洗净，斩件，汆水备用。
4. 将乳鸽和其他材料放入炖盅内，加水至炖盅满，加盅盖后放入炖锅内，隔水大火炖30分钟，改慢火炖3小时，下盐调味即成。

用法

饮汤，食肉。

功效应用：益气活血，补肺止咳。适用于肺气虚弱、血运不畅所致气短声低、咳嗽胸闷、唇舌暗淡等。

红景天灵芝红枣炖土龟

材料

红景天9克，灵芝10克，锁阳10克，红枣9粒，土龟1只，生姜2片，绍酒少许

调味料：盐适量

做法

1. 土龟洗净斩件，先下姜片及酒于沸水锅中，再放入土龟汆水。
2. 其他材料洗净，沥干水分备用。
3. 将所有材料放入炖盅内，加水至盅满，加盅盖后放入炖锅内，隔水大火炖30分钟，改慢火炖3小时，下盐调味即可。

用法

饮汤，食龟肉。

功效应用：益气养阴，润肠通便。适用于肺虚肠燥所致口干咽燥、气短易倦、大便秘结等。

景天杞芪饮

材料

红景天9克，金丝枣9克，枸杞子9克，北芪12克，当归3克

做法

1. 所有材料洗净，备用。
2. 将所有材料放入煲内，加1000毫升水煮沸，再转用文火煮至出味，即可。

用法

饮茶。

功效应用：益气养血。适用于气血虚弱之面色无华、疲倦乏力、眼蒙目涩等。

当归

选购要点

以主根粗长、油润、外皮黄棕色、断面黄白色、气味浓郁者为佳。

保存要点

置阴凉干燥处，密闭保存。

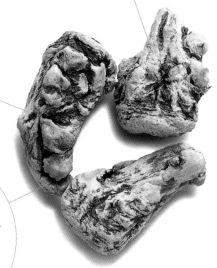
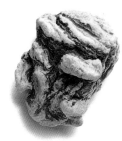

用法用量

煎汤。5~15克，通常补血用当归身，活血用当归尾，和血(补血活血)用全当归。

功效

补血活血，调经止痛，润肠通便。

注意事项

湿阻中满及便溏者不宜服。

应用

1. 血虚所致的面色苍白、头晕目眩、耳鸣心悸、肠燥便秘等病症。
2. 血虚兼瘀滞所致月经不调、痛经、经闭等。
3. 血虚，瘀滞兼寒凝所致的腹痛；跌打损伤，风湿痹阻的痛证；产后血瘀所致的腹痛。

当归羊肉煲

2~3人量

材料

当归10克，黄芪20克，白芍10克，党参20克，羊肉500克，葱、生姜各适量

调味料：盐适量

做法

1. 所有材料洗净，备用。
2. 羊肉切片，放入砂锅内。
3. 将药材放入纱袋包好，放入锅内。
4. 加适量水，大火煮沸后，改慢火煨炖至熟透。再加葱、姜、盐调味即成。

用法

食羊肉。

功效应用：益气养血。适用于气血虚弱所致气短声低、疲倦乏力、面色苍白、头晕目眩、耳鸣心悸等。

当归红枣炖牛肉

2人量

材料

当归12克，红枣6颗，牛肉400克

调味料：盐适量

做法

1. 所有材料洗净，备用。
2. 当归浸软，切片；红枣去核。
3. 牛肉氽水5分钟。
4. 将牛肉放入炖盅内，加入当归、红枣和适量滚水，加盅盖后放入炖锅内，隔水猛火炖15分钟，改慢火炖2.5小时，下盐调味即可。

用法

食牛肉。

功效应用：益气养血，强筋壮骨。适用于气血虚弱所致气短声低、疲倦乏力、腰膝酸软、头晕目眩等。

桂圆肉当归猪腰汤

1人量

材料

桂圆肉20克，当归15克，红枣5粒，猪腰300克

调味料：盐适量

做法

1. 猪腰洗净，切成片状，氽水。
2. 当归、桂圆肉洗净，备用。
3. 红枣洗净，去核。
4. 将适量水放入煲内，煮沸后加入以上材料，大火煲滚后，改文火再煲2小时，下盐调味即可。

用法

饮汤，食汤渣。

功效应用：益气养血，补肾壮腰。适用于气血虚弱，肾虚失养所致面色苍白或面无光泽、腰膝酸软、头晕目眩等。

当归川芎益母茶

1人量

材料

当归6克，川芎10克，益母草20克

做法

1. 当归、川芎、益母草洗净，备用。
2. 将以上药材加水煮至出味，去渣取汁液即可。

用法

饮茶。

功效应用：养血活血。适用于血虚血瘀所致月经不调、痛经、经闭、跌打损伤、风湿痹阻的痛证等。

熟地

性味 性微温，味甘。

归经 归心、肝、肾经。

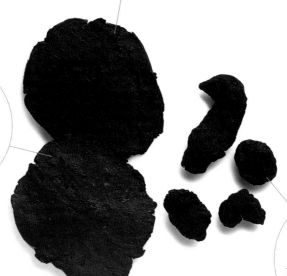

选购要点
以个大体重、
质柔油润、
断面乌黑、
味甜者为佳。

保存要点
置通风干燥处，
注意防霉、
防蛀。

用法用量
煎服。10~30克。

功效

滋阴补血，益精填髓。

注意事项

凡脾胃虚弱、外感未清、气滞痰多或腹满便溏者均不宜用。对于肝阳上亢，但无肝肾阴虚的高血压患者也应慎用。忌用铜器加工本品。

应用

1. 肝肾阴虚所致骨蒸潮热、盗汗遗精、腰膝酸软、内热消渴，以及眩晕、耳鸣、须发早白等。
2. 血虚所致萎黄、心悸怔忡、月经不调等。

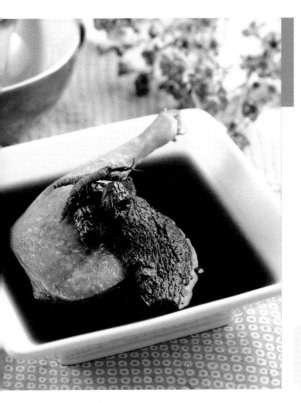

熟地虫草老鸭汤

材料
熟地20克，冬虫夏草10克，红枣6粒，老鸭1只
调味料：盐适量

做法
1. 冬虫夏草、熟地、红枣(去核)洗净。
2. 老鸭洗干净，切件，除去头颈及脚，汆水备用。
3. 将冬虫夏草、熟地、红枣填入鸭腹腔内，再放入炖盅内，加水至盅满，加盖后放入炖锅内，隔水猛火炖30分钟，改慢火炖2.5小时，下盐调味即可。

用法
饮汤，食肉。

功效应用：调补肝肾，滋阴润肺。适用于肝肾虚弱，肺失滋润所致腰膝酸软、记忆减退、大便不畅、口干咽燥、干咳无痰。

熟地首乌猪蹄汤

材料
熟地15克，何首乌15克，松子仁15克，生姜3片，猪蹄300克
调味料：盐适量

做法
1. 熟地，何首乌、松子仁洗净。
2. 猪蹄洗净，斩件，汆水，备用。
3. 汤煲加入适量水烧沸，放入全部材料，武火烧滚后，改文火煲2小时，下盐调味即可。

用法
饮汤，食猪蹄。

功效应用：调补肝肾，润肠通便。适用于肝肾虚弱所致腰膝酸软、大便不畅或干硬成粒状，须发早白、皮肤失润等。

熟地杞菊粥

材料
熟地15克，枸杞子15克，菊花10克，粳米100克

做法
1. 所有材料洗净，备用。
2. 将熟地、枸杞子加适量水先煎30分钟，后下菊花再煎5分钟。
3. 去渣取汁液，与粳米同煮成稀粥。

用法
食粥。

功效应用：养肝明目。适用于肝虚失养所致眼蒙目涩、口干咽燥、脚易抽搐等。

何首乌

归经 归肝、肾经。

性味 性微温，味甘、苦、涩。

选购要点

何首乌以体重、质坚、粉性足者为良。制首乌则以表面黑色、味微甜、略具酒香味者为佳。

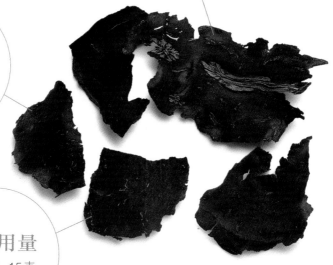

保存要点

置通风干燥处，注意防潮、防蛀。

用法用量

水煎服。6~15克。

功效

制首乌具有补肝固肾，补益精血，强筋乌发的功效；生首乌具有解毒、消痈、润肠通便的功效。

注意事项

便溏及有湿痰者不宜服用。

应用

1. 肝肾阴虚血少所致筋骨不健，四肢酸软，眼目昏花，眩晕耳鸣，须发早白等。

2. 肾虚不固所致遗精、白带异常。

3. 瘰疬痈疮、大便秘结等。

何首乌煲鸡汤

材料

何首乌30克，茯苓15克，白术10克，鸡1只，生姜2片

调味料：盐适量

做法

1. 鸡洗净，切半，汆水备用。
2. 何首乌、茯苓、白术洗净。
3. 将水放入煲内，煮沸后加入以上材料，猛火煲滚后，改用慢火煲2小时，下盐调味即可。

用法

饮汤，食肉。

功效应用：调补肝肾，健脾益气。适用于肝肾不足、脾气虚弱所致眩晕耳鸣、须发早白、四肢酸软、气短乏力等。

首乌巴戟脊骨汤

材料

制首乌20克，巴戟20克，生地20克，当归头6克，红枣4粒，猪脊骨500克

调味料：盐适量

做法

1. 猪脊骨洗净，斩件汆水备用。
2. 红枣（去核）、巴戟、首乌、生地均洗净。
3. 煲内加水烧沸，加入全部材料，武火煲滚后改文火煲2.5小时，下盐调味即可。

用法

饮汤。

功效应用：调补肝肾，养血润燥。适用于肝肾不足、血虚失养所致腰膝酸软、四肢酸软、眩晕耳鸣、须发早白、皮肤干燥等。

首乌粥

材料

制首乌20克（磨粉），红枣3粒，粳米50克

调味料：红糖适量

做法

1. 红枣洗净，备用。
2. 制首乌用研磨器研成粉末。
3. 将淘洗干净的粳米、红枣一同放入锅内，加适量水烧滚，再转小火熬煮，待粥半熟时加入制首乌粉末，煮至粥黏稠时加入适量红糖调味即成。

用法

食粥。

功效应用：调补肝肾，养血润燥。适用于肝肾不足、血虚失养所致须发早白、面无光泽等。

乌发茶

材料

制首乌15克，女贞子、黑豆衣各10克

做法

1. 将各药材洗净，放入瓦煲内，加入3碗水，烧沸约20分钟。
2. 置入保暖杯中，加盖焗10余分钟，即可饮用。

用法

饮茶水。

功效应用：调补肝肾。适用于肝肾不足所致须发早白及发无光泽。

白芍

选购要点

以根粗、坚实、粉性足、无白心和裂隙者为佳。

用法用量

水煎服。10~15克，大剂量15~30克。平肝、敛阴多生用；养血调经多炒用或酒炒用。

保存要点

置通风干燥处，注意防潮、防蛀。

功效 养血调经，柔肝止痛，敛阴止汗。

注意事项
1. 虚寒腹痛、泄湿者不宜服。
2. 不宜与藜芦同服用。

应用
1. 血虚或阴虚所致月经不调、经行腹痛、崩漏。
2. 肝气不和所致胁肋脘痛、四肢拘挛等。
3. 肝阳上亢所致头痛、眩晕等。
4. 阴虚盗汗及营卫不和所致表虚自汗。

白芍玉竹蹄筋汤

材料

白芍30克，玉竹10克，无花果4粒，猪瘦肉300克，猪蹄筋100克

做法

1. 蹄筋洗净浸透，切成中段，汆水。
2. 猪瘦肉洗净，切成中块，汆水备用。
3. 玉竹、白芍洗净浸透；无花果洗净，切片。
4. 将全部材料放入炖盅，加水适量，加盖后放入炖锅内，隔水用武火炖30分钟，再改用文火炖2.5小时，下盐调味即可。

用法

饮汤，食肉、蹄筋、无花果。

功效应用：养血柔筋，益气润燥。适用于手脚容易抽搐、气短乏力、口干咽燥等。

白芍人参麦冬饮

材料

白芍9克，麦冬9克，人参10克

调味料：红糖适量

做法

1. 白芍洗净；人参泡软切片。
2. 麦冬洗净，备用。
3. 把人参、白芍、麦冬放入砂锅中，加水300毫升，武火烧沸后，转文火煲25分钟，加入适量红糖调味即成。

用法

饮茶。

功效应用：养血柔筋，益气养阴。适用于手脚容易抽搐、气短乏力、口干心烦等。

白芍养血粥

材料

白芍15克，黄芪15克，红枣6颗，桂圆肉20克，粳米50克

调味料：红糖适量

做法

1. 所有材料洗净，备用。
2. 将黄芪、白芍加适量水煎15分钟，去渣取汁液。
3. 放入粳米、桂圆肉、红枣熬煮成粥，加入适量红糖调味即可。

用法

食粥，食桂圆肉、红枣。

功效应用：养血柔筋，益气健脾。适用于手脚容易抽搐、气短乏力、胃口欠佳。

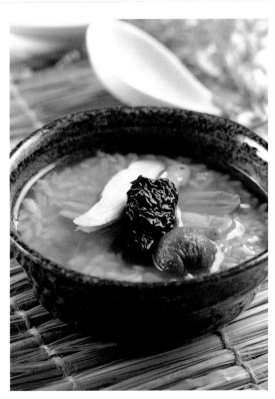

桂圆肉

性味 性温，味甘。

归经 归心、脾经。

选购要点
以身干、片大、肥厚、棕黄色、味甘者为佳。

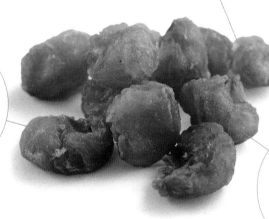

保存要点
置于干燥处保存，注意防潮、防异味。

用法用量
煎汤。10~15克，大剂量30~60克。

功效 补益心脾，养血安神。

应用
1. 气血不足所致的面色无华，神疲乏力。
2. 心血亏虚所致的心悸、失眠、健忘等。

注意事项
1. 外感表证初起不宜食。
2. 湿阻中满及有痰饮、痰火者不宜食。

桂圆肉红枣猪心汤

材料
桂圆肉30克，党参30克，红枣6粒，猪心1个
调味料：盐适量

做法
1. 猪心剖开切去肥脂，洗除血水，余水备用。
2. 桂圆肉、党参、红枣（去核）洗净。
3. 汤煲加入适量水烧沸，放入全部材料，武火烧滚后，改文火煲2小时，下盐调味即可。

用法
主要饮汤。

功效应用：益气养血，养心安神。适用于气血不足所致的面色无华、神疲乏力、心悸健忘等。

山药枸杞桂圆瘦肉汤

材料
山药30克，桂圆肉30克，枸杞子20克，猪瘦肉200克
调味料：盐适量

做法
1. 山药洗净，用温盐水泡15分钟去硫黄。
2. 桂圆肉、枸杞子洗净，备用。
3. 瘦肉洗净余水备用。
4. 汤煲加入适量水烧沸，放入全部材料，武火煲烧滚后，改文火煲2小时，下盐调味即可。

用法
饮汤，食汤渣。

功效应用：益气养血，调养肝肾。适用于气血不足、肝肾虚弱所致的面色无华、神疲乏力、腰膝酸软、眼蒙目涩等。

花生桂圆糯米粥

材料
桂圆肉15克，红枣15克，花生15克，糯米50克

做法
1. 将桂圆肉、红枣洗净。
2. 花生用水浸泡15分钟，备用。
3. 糯米淘洗干净，用水泡片刻。
4. 将桂圆肉、红枣、花生与糯米同煮成稀粥。

用法
饮粥，食渣。

功效应用：益气养血。适用于气血不足所致的面色无华、气短乏力、心悸健忘等。

桂圆参蜜饮

材料
桂圆肉20克，西洋参10克
调味料：蜂蜜适量

做法
1. 桂圆肉洗净。
2. 西洋参洗净，切碎。
3. 将桂圆肉、西洋参放入保暖杯中，冲入沸水，加盖泡约15分钟，加入蜂蜜调味即可饮用。

用法
饮茶。

功效应用：益气养血，生津止渴。适用于气血不足所致的面色无华、疲倦乏力、口干口渴。

阿胶

归经 归肺、肝、肾三经。

性味 性平，味甘。

选购要点
以块质坚脆、味微甜、
乌黑光亮、
透明、无腥臭、
经夏不软者为佳。

保存要点
置阴凉干燥处。

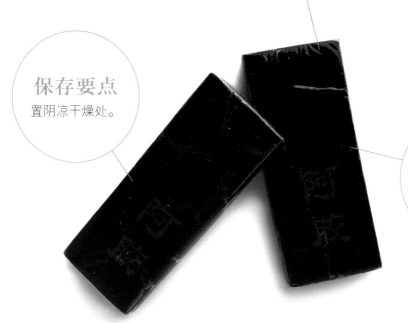

用法用量
入汤剂。3~15克，
烊化冲服。

功效 补血止血，滋阴润燥。

注意事项 脾胃虚弱者慎用。

应用
1. 血虚所致面色萎黄、心悸等。
2. 虚性失血，如吐血、咯血、便血、崩漏等。
3. 阴虚引起的心烦失眠、肺虚燥咳等。

阿胶鸡丝汤

1人量

材料

鸡胸肉200克，阿胶15克
调味料：盐适量

做法

1. 鸡胸肉洗净，切成丝。
2. 煲内注入适量水煮沸，放入阿胶改中火煮至阿胶融化。
3. 加入鸡丝，改中火煮至鸡丝熟，加盐调味即成。

用法

饮汤，食肉。

功效应用：益气养血。适用于气血虚弱所致面色萎黄、气短乏力、吐血、便血。

糯米阿胶粥

1人量

材料

阿胶15克，糯米50克
调味料：红糖适量

做法

1. 糯米淘洗干净，阿胶捣碎。
2. 将糯米入锅，加水适量煮粥。
3. 熬至粥成黏稠状时，加入阿胶，边煮边拌匀，下少许红糖即成。

用法

食粥。

功效应用：益气养血。适用于气血虚弱所致面色萎黄、吐血、便血、自汗。

阿胶鸡蛋茶

1人量

材料

鸡蛋1个，阿胶15克
调味料：冰糖适量

做法

1. 煲内加入适量水煮沸，再放入阿胶、冰糖。
2. 用中火煮至阿胶、冰糖完全融化。
3. 打入鸡蛋，将鸡蛋拌成蛋花状，煮10分钟即成。

用法

饮茶，食鸡蛋。

功效应用：养血滋阴，健脑益智。适用于阴血虚弱所致面色萎黄、心悸、心烦失眠、记忆力减退。

百合

选购要点

以瓣均匀、质硬、
筋少、色白者为佳。

保存要点

置于通风干燥处
保存。

用法用量

水煎服。10~30
克。清心安神宜生
用，润肺止咳宜
炙用。

功效 养阴润肺，清心安神。

应用
1. 阴虚久咳，痰中带血。
2. 失眠多梦、虚烦惊悸、精神恍惚等。

注意事项 风寒咳嗽，中寒便溏者不宜服用。

百合莲子芡实排骨汤

2~3人量

材料

莲子30克，百合30克，芡实20克，蜜枣3粒，排骨500克

调味料：盐适量

做法

1. 莲子、芡实、百合、蜜枣洗净，备用。
2. 排骨洗净，斩块，汆水备用。
3. 汤煲加入适量水煮沸，放入全部材料，武火烧滚后，改文火煲2小时，下盐调味即可。

用法

饮汤，食汤渣。

功效应用：润肺安神，健脾补肾。适用于干咳少痰、失眠多梦、虚烦惊悸、精神恍惚、腰膝酸软。

节瓜百合瑶柱汤

2~3人量

材料

节瓜3个，百合30克，莲子30克，瑶柱4粒，金华火腿15克，猪瘦肉240克，姜2片

调味料：盐适量

做法

1. 节瓜洗净，去皮，切大段。
2. 百合、莲子洗净，备用。
3. 瑶柱洗净，用水泡1小时。瘦肉洗净，汆水。金华火腿用温水洗净，备用。
4. 将适量水煲滚，放入所有材料（节瓜除外），沸后改中慢火煲1小时，加入节瓜再煲1.5小时，下盐调味即成。

用法

饮汤，食渣。

功效应用：清热生津，养心安神。适用于热盛伤阴所致口干咽燥、失眠多梦、精神恍惚等。

芹菜腰果炒百合

1~2人量

材料

鲜百合1个，芹菜1棵，腰果2汤匙，大葱少许

调味料：盐、花生油适量，糖少许，鸡粉1茶匙

做法

1. 将百合瓣开成片，洗净备用。
2. 芹菜洗净，去筋、丝，切片。
3. 烧热锅下油，慢火将腰果炒至微黄，捞出油备用。
4. 起油锅，将大葱爆香，下芹菜及百合炒熟，加调味料入味，上碟前放腰果粒即可。

用法

食菜肴。

功效应用：润肺开胃，通便降压。适用于阴虚所致口咽干燥、胃口欠佳、大便不畅、高血压患者。

百合银杏银耳糖水

1~2人量

材料

百合12克，银杏10颗，银耳12克，莲子8颗，生、熟薏苡仁各2汤匙

调味料：冰糖适量

做法

1. 百合、生熟薏苡仁洗净。
2. 莲子洗净，泡软，去心。
3. 银杏去壳去衣去心，洗净。
4. 银耳浸软，去蒂，撕成小朵。
5. 烧滚适量水，放入全部材料煮45分钟，下冰糖煮溶即可。

用法

饮糖水。

功效应用：润肺止咳，健脾益气。适用于肺脾虚弱所致干咳少痰、疲倦乏力、胃口欠佳者。

北沙参

归经 归肺、胃经。

性味 性微寒，味甘。

选购要点

以条粗、色黄白、质脆、味甘者为佳。

保存要点

置通风干燥处，注意防蛀。

用法用量

煎服。10~15克。

功效

养阴清肺，益胃生津。

应用

1. 肺热燥咳、阴虚劳嗽、咽干喑哑。
2. 热伤胃津所致的舌干口渴等。

注意事项

1. 风寒咳嗽或肺、胃虚寒者不宜服用。
2. 不宜与藜芦同服用。

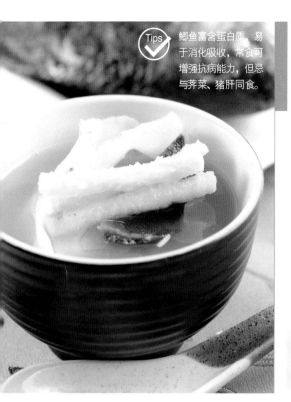

Tips 鲫鱼富含蛋白质，易于消化吸收，常食可增强抗病能力，但忌与荠菜、猪肝同食。

沙参玉竹鲫鱼汤

2~3人量

材料

北沙参15克，玉竹15克，陈皮1角，生姜2片，鲫鱼1条（约重500克），猪瘦肉250克

调味料：盐、油各适量

做法

1. 瘦肉洗净，氽水切件。
2. 陈皮泡软，刮去瓤。沙参、玉竹分别洗净。
3. 鲫鱼洗净；起油锅，将鱼煎至两面微黄。
4. 汤煲内加适量水，煮沸后放入全部材料，猛火煲滚后，改慢火煲1.5小时，下盐调味即可。

用法

饮汤，食肉。

功效应用：益气养阴，润肺止咳。适用于气阴不足所致气短乏力、口干咽燥、干咳少痰等。

沙参鸡蛋汤

1~2人量

材料

北沙参30克，鸡蛋2个

调味料：冰糖适量

做法

1. 沙参洗净，切成小块，鸡蛋洗净。
2. 瓦煲内加适量水，放入沙参、鸡蛋同煮。
3. 水沸10分钟后取出鸡蛋去壳，再放入汤中煮，并加冰糖，5分钟后即成。

用法

佐餐食用。

功效应用：养阴润燥。适用于阴虚失养所致口燥咽干、皮肤干燥失润、记忆力下降。

沙参玉竹乌梅饮

1~2人量

材料

北沙参15克，玉竹、石斛、麦冬各10克，乌梅4粒

调味料：冰糖适量

做法

1. 将以上材料洗净，备用。
2. 瓦煲内加入适量水（约600毫升），再放入各材料同煮约40分钟。
3. 去渣取汁，放入冰糖拌溶。

用法

饮汤。

功效应用：养阴生津。适用于阴津不足所致口干口渴、目干眼花等。

南沙参

性味 归经

归肺、胃经。

性微寒，味甘。

选购要点

以质地坚实、香味浓、油性大者为佳。

保存要点

置通风干燥处，注意防蛀。

用法用量

水煎服。干者为10~15克，鲜者为15~30克。

功效

养阴清肺，化痰益气。

应用

1.肺热燥咳、阴虚劳嗽、干咳少痰。
2.气阴不足所致口干咽燥、食少不饥者。

注意事项

1.风寒咳嗽或肺、胃虚寒者不宜服用。
2.不宜与藜芦同服用。

沙参玉竹排骨汤 （2~3人量）

材料
南沙参30克，玉竹25克，南杏2汤匙，北杏半汤匙，排骨500克，红枣4粒，陈皮1角
调味料：盐适量

做法
1. 南沙参、玉竹、南北杏洗净。
2. 红枣去核，洗净；陈皮泡软，刮去瓤。
3. 排骨洗净，斩块，汆水备用。
4. 煲内加入适量水，放入陈皮先煲滚，再将各材料加入，用猛火滚10分钟，改慢火煲2小时，下盐调味即可。

用法
饮汤，食肉。

功效应用：润肺止咳，化痰益气。适用于气阴不足所致口干咽燥、食少不饥、干咳少痰等。

沙参玉竹松茸煲海星 （2~3人量）

材料
松茸菌40克，南沙参20克，玉竹12克，山药12克，海星1只，猪腱肉160克，鸡爪2只，姜2片
调味料：盐适量

做法
1. 猪腱肉洗净备用。鸡爪脱去黄衣，用粗盐擦洗净，斩去爪尖，汆水备用。
2. 将其他材料洗净，沥干水分；姜去皮。锅内烧水，待水沸时，下鸡爪、猪腱肉、海星汆水。
3. 将全部材料放入炖盅，加适量水，加盖后隔水炖2小时，下盐调味即可。

用法
饮汤，食渣。

功效应用：益气养阴，化痰止咳。适用于气阴不足、肺燥咳嗽所致咳痰不爽、气短乏力、口干咽燥等。

沙参粥 （1~2人量）

材料
南沙参15克，粳米70克
调味料：冰糖少许

做法
1. 沙参洗净，加250毫升的水熬煮。
2. 煮沸后待凉5钟后去渣，再加入250毫升的水，放入粳米煮成粥，下冰糖调味即可。

用法
食粥，食沙参。

功效应用：养阴清肺，化痰益气。适用于肺热燥咳、阴虚劳嗽、干咳少痰。

沙参玉竹莲子茶 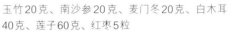（1人量）

材料
玉竹20克、南沙参20克、麦门冬20克、白木耳40克、莲子60克、红枣5粒

做法
1. 所有材料洗净，备用。白木耳泡在大量的干净水中，用搅拌机打成小碎片。
2. 玉竹切细，沙参切片，麦门冬切细（或先放在水中泡软后再切，汤汁留用，勿倒掉）。
3. 莲子洗净，用热水烫洗后，放入碗中加盖略微浸润。
4. 将所有材料加适量水放入锅中煮45分钟，再将做法2所留的汤加入再煮15分钟。

用法
饮茶，食渣。

功效应用：养阴润肺，健脾益气。适用于肺燥脾虚所致干咳少痰、胃口欠佳、口干咽燥等。

麦冬

归经 归心、肺、胃经。

性味 性微寒，味甘、微苦。

选购要点
以身干、个肥大、黄白色、半透明、质柔、有香气、嚼之发黏者为佳。

保存要点
置通风干燥处，注意防蛀。

用法用量
水煎服。10~15克。

功效 养阴润肺，益胃生津，清心除烦。

应用
1. 肺燥干咳，咽干声嘶。
2. 胃燥所致的津少口渴、便秘等。
3. 邪热犯心所致的心烦不眠。

注意事项 虚寒泄泻、外感咳嗽者不宜服用。

麦冬党参瘦肉汤

材料

党参30克，麦冬20克，生地黄20克，红枣6粒，猪瘦肉500克

调味料：盐适量

做法

1. 猪瘦肉洗净，余水切件。
2. 党参、生地黄、麦冬洗净；红枣去核，洗净。
3. 将适量水放入煲内，煮沸后加入所有材料，猛火煲滚后改慢火煲1.5小时，下盐调味即可。

用法

饮汤，食肉。

功效应用：益气养阴。适用于气阴不足所致气短乏力、口干咽燥、形体消瘦等。

麦冬红枣粥

材料

麦冬10克，红枣3粒，粳米50克

调味料：冰糖少许

做法

1. 红枣、麦冬洗净，将麦冬用温水浸泡片刻。
2. 粳米淘净，加适量水，再加入以上材料，先用武火煮沸，后改文火煮至麦冬稀烂。取少许冰糖加热水熬汁，待米熟后缓缓倒入锅中，均匀搅拌，即可食用。

用法

食粥。

功效应用：益气养阴，养心安神。适用于气阴不足所致气短乏力、口干咽燥、心烦多梦等。

麦冬川贝炖雪梨

材料

雪梨1个，川贝10克，麦冬15克，南杏少许

调味料：冰糖适量

做法

1. 雪梨、南杏洗净；雪梨去皮去心。
2. 川贝锤碎备用。
3. 将雪梨放炖盅内，加入川贝、南杏、麦冬、冰糖、适量水，加盖隔水炖1.5小时即可食用。

用法

饮汤，食梨。

功效应用：润肺止咳。适用于肺阴虚所致干咳无痰，或痰少而黏，难以咳出，声音嘶哑。

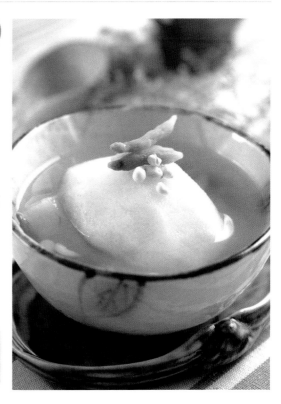

石斛

性味 性微寒，味甘。

归经 归肺、胃、肾经。

选购要点

鲜石斛以肥满多汁、青绿色、嚼之发黏者为佳。干石斛以色金黄、质柔韧、有光泽者为佳。

保存要点

用纸包好后放在木盒中，置通风干燥处，防潮。

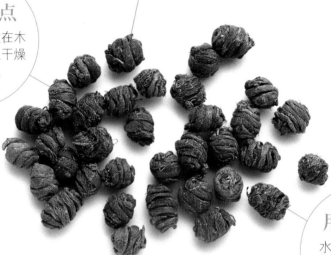

用法用量

水煎服。干者为10~15克，鲜者为15~30克。

功效 清热养阴，养胃益肾。

应用
1. 热病伤阴、胃阴不足引起津少口渴、食少干呕等。
2. 病后虚热、目暗不明、视物昏花。

注意事项 湿盛痰多或脾胃虚寒者不宜服用。

石斛茯苓沙参龙骨汤

材料

石斛12克，沙参12克，茯苓12克，猪尾龙骨480克，陈皮1角

调味料：盐适量

做法

1. 猪尾龙骨洗净，余水备用。
2. 石斛、沙参和茯苓洗净，沥干水分。陈皮泡软，刮去瓤。
3. 煲内加入适量水，放入陈皮先煲滚，再将其他材料加入，猛火滚10分钟，改慢火煲2小时，下盐调味即可。

用法

饮汤，食猪尾龙骨。

功效应用：益气养阴，理气健脾。适用于气阴不足所致气短乏力、口干咽燥、腹胀食少。

石斛玉竹煲猪骨汤

材料

石斛12克，玉竹12克，猪脊骨160克，猪腱肉160克，生姜2片

调味料：盐适量

做法

1. 猪脊骨洗净，斩件；猪腱肉洗净，切块，同余水。
2. 石斛、玉竹洗净，沥干水分。
3. 全部材料放入砂煲内，加适量水，煲2小时后下盐调味即可。

用法

饮汤，食猪骨和猪肉。

功效应用：养阴润燥。适用于气阴不足所致气短乏力、口干咽燥、眼干目涩等。

石斛枸杞瘦肉汤

材料

石斛12克，枸杞子20克，虫草花15克，蜜枣15克，猪瘦肉500克

调味料：盐适量

做法

1. 瘦肉洗净，切厚片，余水备用。
2. 石斛、虫草花、枸杞子浸泡，洗净；蜜枣洗净。
3. 将适量水放入煲内，煮沸后加入所有材料，猛火煲滚后改用慢火续煲2小时，下盐调味即可。

用法

饮汤，食肉。

功效应用：养肝明目。适用于肝阴不足所致头晕眼花、眼干目涩、视力减退等。

石斛黑糖茶

材料

石斛15克

调味料：黑糖适量

做法

1. 将石斛洗净，剪碎。
2. 放入保暖杯中，加黑糖适量。
3. 用沸水冲泡，加盖焖15分钟，代茶饮用。

用法

饮水。

功效应用：养阴和胃。适用于胃阴不足所致胃部隐隐作痛、津少口渴、食少干呕等。

玉竹

选购要点
以条粗、肉肥、黄白色、光泽柔润、质较软者为佳。

保存要点
置于通风干燥处，注意防霉、防蛀。

用法用量
煎服。9~12克。

功效　养阴润燥，养胃止渴。

应用
1. 热病伤阴，虚劳发热。
2. 咳嗽烦渴、小便频数、消谷易饥等症。

注意事项　湿盛痰多或脾虚便溏者不宜服用。

76

沙参玉竹银耳汤

材料

北沙参20克，玉竹20克，银耳20克，猪腱肉200克，陈皮1角

调味料：盐适量

做法

1. 银耳用水发开，洗净，去蒂，撕成小朵。
2. 北沙参、玉竹、猪腱肉洗净，备用。
3. 陈皮泡软，刮去瓤。
4. 煲内放入适量水，煮沸后加入所有材料，猛火煲滚后改慢火续煲2小时，下盐调味即可。

用法

饮汤，食肉。

功效应用：益气养阴，理气和胃。适用于气阴虚弱所致气短乏力、胃口欠佳、大便干结等。

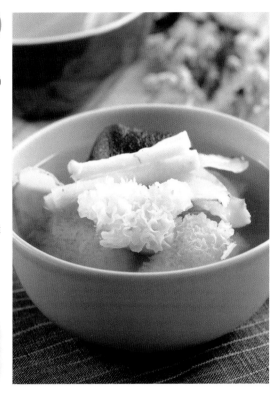

玉竹虫草乌鸡汤

材料

玉竹20克，冬虫夏草12克，红枣8粒，生姜2片，乌鸡1只

调味料：盐适量

做法

1. 将乌鸡洗净，放入滚水中煮约5分钟，捞起，用水洗净。
2. 红枣、玉竹、冬虫夏草分别用水洗净，红枣去核。生姜洗净，刮去姜皮备用。
3. 瓦煲内加入水，先用猛火煲至水滚，再放入所有材料，待水再滚起，改中慢火煲2.5小时，下盐调味即成。

用法

饮汤，食渣。

功效应用：益气养阴，润肺和胃。适用于气阴虚弱所致气短乏力、神疲体倦、声低嘶哑、津少口渴等。

百合玉竹粥

材料

鲜百合、玉竹各20克，粳米100克

调味料：冰糖少许

做法

1. 鲜百合洗净，撕成瓣状，备用。
2. 玉竹洗净，切成长段。
3. 粳米淘洗干净，锅内加入适量水，把百合、玉竹同放入。
4. 把锅置大火上烧沸，改小火煮45分钟，加入冰糖均匀搅拌即成。

用法

食粥，食百合、玉竹。

功效应用：润养肺胃。适用于肺胃阴虚所致咳嗽烦渴、小便频数、消谷善饥等。

龟板

归经 归肝、肾、心经。

性味 性微寒，味咸、甘。

选购要点

以前收集龟板有两种方法：
一是将乌龟宰杀，剔除筋骨，
取其腹甲，洗净后晾干或晒干，
称为"血板"；二是将乌龟煮死，
取其腹甲，称为"汤板"。
通常血板品质优于汤板，
且以身干、无腐肉者为佳。

保存要点

置于干燥处保存。

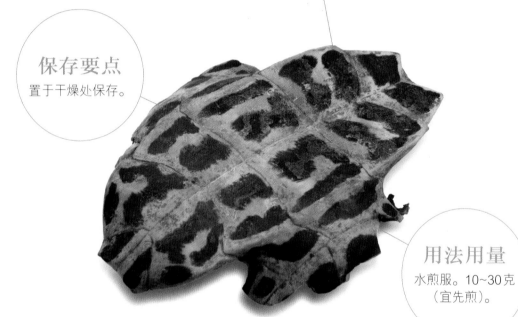

用法用量

水煎服。10~30克
（宜先煎）。

功效 滋阴潜阳，补肾健骨，固经止血，补心安神。

注意事项 脾胃虚寒、孕妇、湿痰盛者均不宜服用。

应用
1. 虚风内动、手足蠕动、头晕目眩等。
2. 盗汗遗精、腰膝酸弱、筋骨不健、小儿囟门不合等。
3. 月经过多、崩漏等。
4. 心虚惊悸、失眠、健忘等。

龟板熟地知母北芪汤

材料

龟板30克，熟地15克，知母15克，北芪15克，红枣8粒，猪扇骨200克

调味料：盐适量

做法

1. 猪扇骨洗净，余水备用。
2. 其余材料洗净，沥干水分。红枣去核。
3. 将适量水放入汤煲内，猛火煲滚后，加入全部材料，煲2.5小时，下盐调味即可。

用法

饮汤，食猪扇骨及肉。

功效应用：滋阴潜阳，益气养血。适用于虚风内动所致手足蠕动、肢体麻木、头晕目眩、耳鸣等。

龟板海参瘦肉汤

材料

猪瘦肉150克，龟板40克，牛膝、巴戟天各20克，胡桃肉40克，海参80克

调味料：盐适量

做法

1. 海参用水泡发，剖开腹部，挖去内肠，刮洗干净，切块。瘦肉洗净，余水备用。
2. 龟板、牛膝、巴戟天、胡桃肉洗净。
3. 将适量水放入汤煲内，猛火煲滚后，加入全部材料(海参除外)，武火煮滚后1小时，再下海参，改文火续煲1小时，下盐调味即可。

用法

饮汤，食海参。

功效应用：滋阴补血，调养肝肾。适用于肝肾不足所致腰膝酸软、耳鸣头晕、尿频健忘等。

龟板灵芝茯苓炖瘦肉

材料

龟板40克，灵芝12克，茯苓15克，山药15克，生姜2片，猪瘦肉150克

调味料：盐适量

做法

1. 龟板洗净。瘦肉洗净，余水备用。
2. 灵芝、茯苓、洗净，沥干水分。
3. 山药洗净，用温盐水泡15分钟以去除硫黄。
4. 将所有材料同放入炖盅内，加入滚水，加盅盖放入炖锅内，隔水猛火炖30分钟，改慢火再炖2.5小时，下盐调味即成。

用法

饮汤，食肉。

功效应用：滋阴潜阳，健脾益气。适用于阴虚阳亢，脾气虚弱所致头晕目眩、气短乏力、心神不宁等。

龟板炖鸽

材料

炙龟板、炙鳖甲各30克，柏仁20克，牛膝20克，红枣15克，乳鸽2只，葱花、姜末各适量

调味料：盐适量

做法

1. 乳鸽洗净，斩件，余水。
2. 红枣、柏仁、牛膝洗净；红枣洗净，去核。
3. 炙龟板、炙鳖甲放入汤煲内加适量水，煲滚后煮30分钟，加入柏仁、牛膝再煮30分钟，去渣取汁。
4. 乳鸽、红枣、葱花、姜末同药汁放入炖盅，加盖放炖锅内，隔水猛火炖30分钟，改慢火炖2小时，下盐调味即可。

用法

饮汤，食鸽肉。

功效应用：滋阴潜阳，益气养血。适用于阴虚阳亢，气血不足所致头晕目眩、惊悸、失眠、健忘等。

枸杞子

选购要点

以粒大、肉多、子少、色红、质柔润、味甜者为佳。

保存要点

置于阴凉干燥处。注意防闷热、防蛀、防潮。

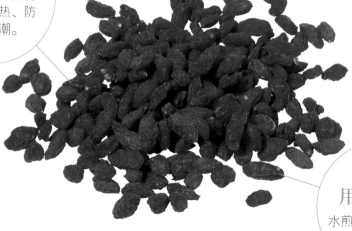

用法用量

水煎服。9~12克。

功效

补肝益肾，养血明目。

应用

1. 肝肾不足之腰膝酸软、耳鸣头晕等。
2. 消渴、血虚萎黄、目昏不明等。
3. 现代常用于贫血、糖尿病、慢性肝炎、早期老年性白内障、肿瘤体虚者。

注意事项

外感实邪或脾虚有湿者不宜服用。

枸杞子虾仁蒸蛋

材料

枸杞子10克，鸡蛋2个，虾仁8只，清鸡汤1碗
调味料：盐少许

做法

1. 虾仁去肠泥，冲洗干净。
2. 枸杞子用温水浸泡，备用。
3. 将鸡蛋打入碗中，加入清鸡汤、盐，打匀。
4. 用过滤网滤去蛋的浮沫，盛入碗中，再放入虾仁。
5. 蒸锅加入水煮沸，将盛蛋碗放入蒸锅内蒸约8分钟，撒上枸杞子，改小火再蒸5分钟，即可食用。

用法

食鸡蛋、枸杞子及虾仁。

> 功效应用：补益肝肾，养血明目。适用于肝肾不足之腰膝酸软、耳鸣头晕、血虚萎黄、目昏不明等。

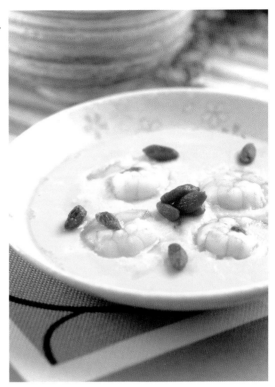

枸杞太子参水鸭汤

材料

水鸭1只，猪腱肉160克，太子参20克，枸杞子20克，桂圆肉16克，陈皮1角，生姜3片
调味料：盐适量。

做法

1. 水鸭洗干净；锅内加水适量，把水鸭和姜片放入，煮沸去沫，捞起备用。
2. 猪腱肉洗净，汆水待用。陈皮浸软，刮去瓤。枸杞子、桂圆肉洗净，沥干。
3. 将适量水放入汤煲内，猛火煲滚后放入全部材料，再滚后改慢火续煲2.5小时，下盐调味即成。

用法

饮汤，食水鸭、猪腱肉、枸杞子、桂圆肉。

> 功效应用：滋补肝肾，健脾益气。适用于肝脾肾虚弱所致腰膝酸软、耳鸣头晕、气短乏力、形体消瘦等。

枸杞红枣山药糖水

材料

枸杞子20克，红枣6粒，山药80克
调味料：冰糖适量

做法

1. 红枣洗净，去核；枸杞子洗净，备用。
2. 山药洗净，用盐水浸泡15分钟以去除硫黄。
3. 锅内加入适量水，将以上材料放入锅内，加盖慢火煮30~40分钟至山药熟透，再放入冰糖煮至融化即可。

用法

饮糖水，吃枸杞子、红枣、山药。

> 功效应用：养肝明目，健脾益气。适用于肝脾虚弱所致目昏不明、疲倦乏力者，以及贫血、慢性肝炎等。

女贞子

性味 性凉，味甘、微苦。

归经 归肝、肾经。

选购要点
以粒大、饱满、色黑紫者为佳。

保存要点
置于干燥处保存。

用法用量
水煎服。10~15克。

功效 滋补肝肾，乌发明目。

注意事项 脾胃虚寒泄泻及阳虚者不宜服用。

应用

1. 肝肾不足所致的腰膝酸软、头目晕眩等。
2. 肝肾阴虚所致的须发早白、骨蒸潮热以及视力减退等。

女贞子黑芝麻瘦肉汤

材料

女贞子30克，黑芝麻30克，猪瘦肉100克

调味料：盐适量

做法

1. 瘦肉洗净，氽水备用。
2. 将黑芝麻洗净，晒干后炒熟。
3. 将所有材料放入锅内，加入适量水，武火煲滚后，改文火煲1小时，下盐调味即可。

用法

饮汤，食肉。

功效应用：滋补肝肾，乌发明目。适用于腰膝酸软，须发早白、骨蒸潮热、视力减退等。

女贞子枸杞猪骨汤

材料

女贞子20克，枸杞子80克，麦冬16克，猪扇骨320克

调味料：盐适量

做法

1. 西施骨洗净，氽水备用。
2. 女贞子、枸杞子、麦冬洗净，沥干水分。
3. 将适量水放入煲内煮沸，加入以上材料，猛火煲滚后改慢火煲2小时，下盐调味即可。

用法

饮汤，食枸杞子、猪扇骨及肉。

功效应用：补益肝肾，养颜明目。适用由肝肾不足引致的腰膝酸软、视力减退、肤色无华等。

女贞子蜂蜜饮

材料

女贞子20克

调味料：蜂蜜适量

做法

1. 女贞子洗净，沥干水分。
2. 先将女贞子放入锅中，加水适量，文火煮30分钟，去渣取汁，调入蜂蜜拌匀即可饮用。

用法

饮茶。

功效应用：滋补肝肾。适用于肝肾不足所致的腰膝酸软、头目晕眩等。

女贞子红枣饮

材料

女贞子20克，鸡血藤15克，红枣8粒

做法

1. 女贞子、鸡血藤洗净，沥干水分。
2. 红枣洗净，去核。
3. 将以上药材放入锅中，加水约1升，文火熬30分钟，去渣取汁，代茶饮用。

用法

饮茶。

功效应用：滋补肝肾，活血通络。适用于肝肾不足所致的腰膝酸软、头晕目眩、手脚麻痹、肢体疼痛等。

旱莲草

性味 性寒，味甘、酸。

归经 归肝、肾经。

选购要点
以干燥、色绿、叶多、无杂质者为佳。

保存要点
置于通风干燥处，注意防霉防蛀。

用法用量
煎服。10~15克。

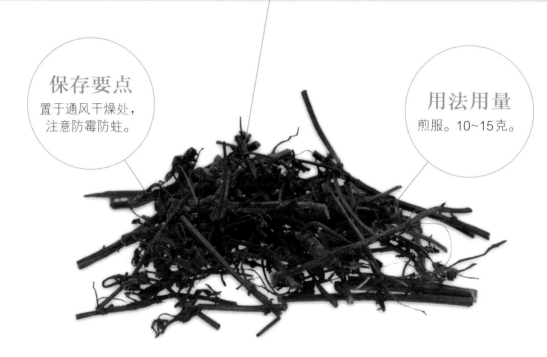

功效 补肝肾阴虚，凉血止血。

注意事项 脾胃虚寒便溏者不宜服用。

应用
1. 肝肾阴虚引起的头晕目眩、须发早白、腰膝酸软、遗精耳鸣等。
2. 阴虚血热而致咯血、出血、便血、尿血、崩漏等。

旱莲草红枣汤

材料
旱莲草60克，红枣8粒，猪瘦肉150克
调味料：盐适量

做法
1. 旱莲草洗净；红枣洗净，去核。
2. 瘦肉洗净，切块，氽水备用。
3. 将适量水、旱莲草、红枣、瘦肉一起放入瓦煲内煲滚，水滚后改中慢火煲至瘦肉软熟，下盐调味即可。

用法
饮汤，食肉。

功效应用：调养肝肾，益气养血。适用于肝肾阴虚，气血不足所致头晕目眩、须发早白、腰膝酸软、遗精耳鸣等。

旱莲贞子乌鸡汤

材料
乌鸡1只，旱莲草20克，女贞子、白芍、麦冬、生地各12克
调味料：芝麻油少许，盐、葱花各适量

做法
1. 乌鸡洗净，氽水备用。
2. 其余药材洗净，沥干水分，放入布包内。
3. 瓦煲加入适量水煲滚，放入全部材料，煲2小时后，去药包，加盐、葱花、芝麻油调味即可饮用。

用法
饮汤，食乌鸡。

功效应用：调养肝肾，乌发润肤。适用于肝肾虚弱所致须发早白、皮肤干燥等。

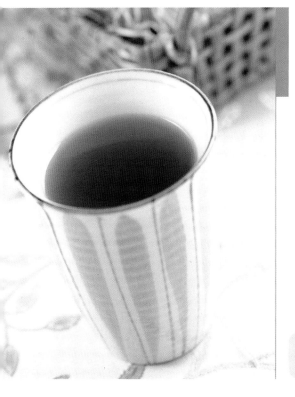

二草蜂蜜茶

材料
鲜旱莲草、鲜车前草各40克
调味料：蜂蜜适量

做法
将二草洗净，榨汁，加入蜂蜜拌匀即可饮用。

用法
饮茶。

功效应用：清热止血。适用于阴虚血热之尿血、出血等。

桑葚

性味 性寒，味甘。

归经 归肝、肾经。

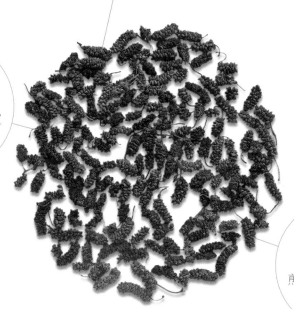

选购要点
以个大、肉厚、质油润、色暗紫者为佳。

保存要点
置于通风干燥处，注意防蛀；鲜品宜放在冰箱冷藏。

用法用量
煎服。10~30克。

功效 补益肝肾，补血养颜，生津润肠。

注意事项 脾胃虚寒便溏者不宜服用。

应用
1. 肝肾阴亏所致腰膝酸软、目涩耳鸣、关节不利。
2. 血虚津亏之口渴烦热、皮肤干燥、肠燥便秘等。

桑葚桂圆肉鹧鸪汤

材料

桑葚16克，枸杞子16克，桂圆肉30克，鹧鸪1只
调味料：盐适量

做法

1. 鹧鸪洗净，斩件，氽水备用。
2. 桑葚、桂圆肉、枸杞子洗净，沥干水分。
3. 汤煲加入适量水烧沸，放入全部材料，武火烧滚后，改文火续煲2小时，下盐调味即可。

用法

饮汤，食鹧鸪肉、桂圆肉、枸杞子。

功效应用：补益肝肾，益气养血。适用于肝肾虚弱，气血不足所致腰膝酸软、目涩耳鸣、关节不利。

桑葚黑糯米鸡蛋糖水

材料

鸡蛋2个，桑葚20克，黑糯米20克，红枣20克，黑枣20克
调味料：黑糖适量

做法

1. 桑葚浸泡，洗净备用。
2. 黑糯米淘洗干净，用滚水泡至胀大。
3. 黑枣、红枣分别洗净，去核。
4. 鸡蛋带壳洗净，与红枣、黑枣、桑葚一起放入煲内，加适量水煮至鸡蛋熟透。
5. 鸡蛋去壳后与黑糯米放入煲内，慢火煲2小时，加入适量黑糖拌匀即可。

用法

饮糖水，食鸡蛋。

功效应用：滋阴养血。适用于阴虚血少所致记忆力下降、皮肤干燥、面色苍白而无光泽等。

桑葚芝麻粥

材料

黑芝麻、桑葚各30克，粳米50克
调味料：冰糖适量

做法

1. 将黑芝麻、桑葚、粳米淘洗干净后一同捣碎再放入砂锅中。
2. 砂锅中加水1升，大火烧沸后转小火熬煮成粥，加入适量冰糖拌匀即成。

用法

食粥。

功效应用：养血润肠。适用于血虚津亏引起的口渴烦热、皮肤干燥、肠燥便秘等。

桑葚女贞子茶

材料

女贞子12克，制首乌12克，桑葚16克，旱莲草10克

做法

将以上四味药材加适量水煮约40分钟，去渣取汁饮用。

用法

饮茶。

功效应用：补益肝肾。适用于肝肾阴虚所致腰膝酸软、目涩耳鸣、须发早白等。

黄精

选购要点
以肥润、块大、断面角质透明者为佳。

保存要点
置于缸内或箱子中，盖严；并注意防蛀、防潮，忌铁器。

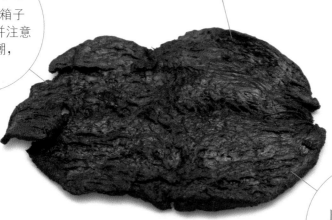

用法用量
煎服。10~30克。

功效
补气养阴，健脾益肾，润肺止咳。

注意事项
湿盛痰多或脾虚便溏者不宜服用。

应用
1. 阴虚劳嗽、脾虚乏力、肾亏腰膝酸软、阳痿遗精。
2. 耳鸣目黯、须发早白、体虚羸瘦、肺燥咳嗽、食少口干、消渴等。

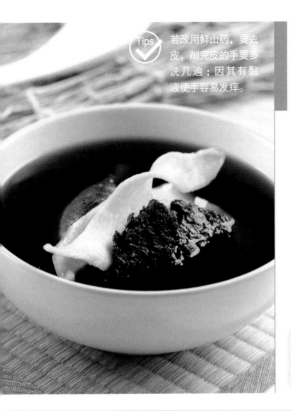

Tips 若改用鲜山药，要去皮，削完皮的手要多洗几遍；因其有黏液使手容易发痒。

黄精山药炖乌鸡

 2~3人量

材料

黄精30克，山药20克，乌鸡1只，姜2片，料酒2茶匙

调味料：盐适量

做法

1. 将乌鸡洗净，放入滚水中煮约5分钟，捞起，再用水洗净。黄精洗净；山药洗净，用盐水浸泡15分钟以去除硫黄。
2. 将乌鸡、山药、黄精同放入炖盅内，加入滚水，加盅盖后放入炖锅内，隔水猛火炖30分钟，放入姜片、料酒，改慢火再炖2小时，下盐调味即成。

用法

饮汤，食鸡肉、山药。

功效应用：健脾益肾。适用于脾肾虚弱之疲倦乏力，腰膝酸软、耳鸣头晕、须发早白等。

黄精当归鸡蛋

 2人量

材料

黄精12克，当归10克，鸡蛋2个

做法

1. 当归、黄精洗净，备用。
2. 先将鸡蛋煮熟，剥壳待用。
3. 锅内加适量水煮沸，将当归、黄精放入煲内煮至剩1碗水，加入鸡蛋，加盖稍焗即成。

用法

饮汤，吃鸡蛋。

功效应用：滋养阴血。适用于阴血不足引起的头晕眼花、记忆力下降、疲倦乏力、面色苍白等。

黄精粥

 2~3人量

材料

黄精30克，粳米100克

做法

1. 黄精用水浸泡，洗净备用。
2. 粳米淘洗干净，放入锅内加适量水与黄精同煮沸，改小火煮至粥成。

用法

食粥。

功效应用：益气养阴，健脾益肾。适用于脾虚乏力、肾虚之腰膝酸软、耳鸣眩晕等。

天冬

性味 性寒，味甘，微苦。

归经 归肺、胃、肾经。

选购要点
以身干、致密、肥满、黄白色、半透明、无须者为佳。

保存要点
置于通风干燥处，注意防霉、防蛀。

用法用量
煎服。6~12克。

功效 润肺止咳，滋肾养胃。

应用
1. 阴虚发热、肺燥干咳、咽喉肿痛。
2. 内热消渴、口渴便秘、潮热遗精等。

注意事项 虚寒泄泻及外感咳嗽者不宜服用。

天冬炖瘦肉

材料

天冬30克，猪瘦肉300克，姜、葱各少许

调味料：盐适量

做法

1. 猪瘦肉洗净，切块。
2. 天冬洗净，备用。
3. 姜切片，葱切段。
4. 将所有材料倒入锅内，加入适量水，大火烧沸，撇去浮沫，然后倒入炖盅内，加盖隔水炖2.5小时，加盐调味即可。

用法

饮汤，食肉。

 Tips 此汤也可以先将猪瘦肉煮一下，然后把所有材料放入瓦煲中煲，这样比较节省时间。

功效应用：养阴益气。适用于气阴虚弱引起的口渴便秘、形体消瘦、气短声低等。

甘草天冬茶

材料

天冬15克，甘草3克，绿茶粉2克

做法

1. 天冬、甘草洗净，备用。
2. 将药材放入锅中加水600毫升，煮沸10分钟后，加绿茶粉再煮3分钟，用茶代水分3次饮用。

用法

饮茶。

功效应用：养阴清热。适用于阴虚发热、口燥咽干、咽喉疼痛等。

人参天冬煲鸡汤

材料

光鸡1只（约500克），天冬25克，人参6克

调味料：盐适量

做法

1. 光鸡洗净，放入滚水中煮约5分钟，捞起备用。
2. 天冬、人参洗净。
3. 汤煲装适量水，煮沸后放入全部材料，猛火煲滚后改慢火续煲2小时，加盐调味即可。

用法

饮汤，食鸡肉。

功效应用：益气养阴。适用于气阴虚弱引起的口渴便秘、气短乏力、精神萎靡等。

鳖甲

性味 性微寒，味咸。

归经 归肝、肾经。

选购要点
以身干、个大、无残肉、洁净者为佳。

保存要点
置于通风干燥处，注意防蛀。

用法用量
煎服。10~30克（宜先煎）。

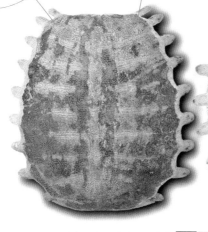

功效
滋阴潜阳，退热除蒸，软坚散结。

应用
1.肝阳眩晕、骨蒸劳热等。
2.胁下坚硬、颈淋巴肿大、肝硬化等。

注意事项
脾胃虚寒者及孕妇不宜服用。

海带鳖甲瘦肉汤

材料

海带80克，鳖甲40克，猪瘦肉200克，生姜3片，葱少许

调味料：胡椒粉少许，盐适量

做法

1. 猪瘦肉洗净，切块氽水；葱切段，待用。
2. 海带用热水浸泡，捞起；洗掉海带上的细沙，切丝备用。
3. 将鳖甲洗净，打碎，沥干水分。
4. 把以上材料同放入砂锅内，加适量水，用大火煲15分钟后改小火续煲2小时，加入适量调料拌匀，即可食用。

用法

饮汤，食海带、肉。

功效应用：滋阴潜阳，软坚散结。适用于肝阳眩晕、淋巴结肿大等。

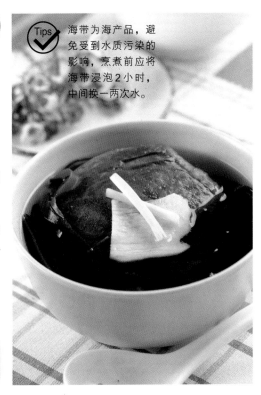

Tips 海带为海产品，避免受到水质污染的影响，烹煮前应将海带浸泡2小时，中间换一两次水。

鳖甲炖乳鸽

材料

鳖甲30克，乳鸽1只，金华火腿2片，生姜2片

调味料：盐适量，绍酒1茶匙

做法

1. 乳鸽洗干净，放入沸水内煮5分钟，取出冲洗干净，抹干，用绍酒涂匀鸽腔。
2. 将鳖甲洗净，打碎，沥干水分。然后与金华火腿一起放进鸽腹内。
3. 炖盅内加入适量水，放入生姜、乳鸽，加盖隔水炖3小时，下盐调味即可食用。

用法

饮汤，食乳鸽。

功效应用：益气养血，软坚散结。适用于气血虚弱引起的疲倦乏力、气短声低，以及淋巴结肿大等。

冬瓜炖甲鱼汤

材料

鳖（甲鱼）1只，冬瓜500克，生姜2片，葱1根，油少许、鸡汤适量

调味料：盐适量

做法

1. 鳖（甲鱼）洗净，去内脏，取裙边切成块。
2. 烧热锅，下油，爆香葱段、姜片，加入鳖（甲鱼）用大火煸炒，倒入鸡汤，稍加焖煮。
3. 冬瓜去瓤、去皮，洗净，切大块。
4. 炖盅内加入适量水，放入所有材料，加盖隔水炖2小时，下盐调味即可。

用法

饮汤，食甲鱼。

功效应用：养阴清热。适用于阴虚兼暑热引起的口燥咽干、午后潮热、疲倦乏力、胸闷尿黄等。

黑芝麻

性味 性平，味甘。

归经 归肝、肾、大肠经。

选购要点
以个大、饱满、色黑、无杂质者为佳。

保存要点
置于通风干燥处，注意防蛀。

用法用量
煎服。9~30克。

功效 补肝肾，益精血，润肠燥。

应用
1. 耳鸣耳聋、头晕眼花、病后脱发、须发早白等。
2. 肠燥便秘等。

注意事项 脾弱便溏者忌服用。

黑芝麻核桃乳鸽汤

材料

黑芝麻50克，核桃仁60克，猪瘦肉300克，蜜枣4粒，生姜2片

调味料：盐适量

做法

1. 黑芝麻、核桃仁、蜜枣洗净，备用。
2. 乳鸽洗净，斩件，汆水。
3. 猪瘦肉洗净，汆水。
4. 将适量水放入瓦煲内，加入以上材料，大火煲滚后改小火续煲2.5小时，下盐调味即可。

用法

饮汤，食核桃仁、猪瘦肉。

功效应用：补肝肾，益精血。适用于肝肾虚弱引起耳鸣耳聋、头晕眼花、病后脱发、须发早白等。

芝麻黑豆泥鳅汤

材料

黑芝麻50克，黑豆50克，泥鳅鱼500克，生姜1大片，植物油5汤匙

调味料：盐适量

做法

1. 黑豆洗净浸泡；黑芝麻用纱布袋包好，冲洗干净。泥鳅鱼放入沸水中稍烫，刮洗净，洗净黏液。
2. 锅中倒入植物油，油热后，放入姜片，将泥鳅鱼两面煎至金黄色，铲起沥干油分。
3. 将适量水放入瓦煲内，加入以上材料（盐除外），大火煲滚后改小火续煲2小时，下盐调味即可。

用法

饮汤，食泥鳅鱼。

功效应用：补益肝肾，健脾益气。适用于肝肾脾虚弱之气短声低、神疲乏力、头晕眼花、须发早白等。

芝麻山药糊

材料

黑芝麻250克，新鲜山药250克，糯米粉2汤匙

调味料：碎冰糖适量

做法

1. 黑芝麻炒香后放入搅拌机内，加入水3杯，打成芝麻汁，滤去渣滓，取汁备用。鲜山药去皮洗净切块，放入搅拌机加适量水磨成汁，隔去渣滓，取汁备用。
2. 把芝麻汁及山药汁同倒入煲中，加入碎冰糖，慢火煮至冰糖溶化（煮时要不停搅动）。
3. 糯米粉加1杯水拌成粉浆，倒入芝麻山药糊内，轻轻搅动，至滚起及成稀糊状即可。

用法

食糊。

功效应用：补肝肾，益精血。适用于肝肾虚弱引起的耳鸣耳聋、头晕眼花、病后脱发、须发早白等。

芝麻小米粥

材料

黑芝麻粉1汤匙，小米1杯

调味料：冰糖适量

做法

1. 小米洗净，用水浸泡1小时，捞出，沥干。
2. 把小米放入锅中加3~4杯水，先用大火煮开后，改小火煮至小米呈花糜状，加冰糖调味。
3. 食用前加入黑芝麻粉拌匀即可。

用法

食粥。

功效应用：补肝肾，益精血，润肠燥。适用于肝肾虚弱引起的耳鸣耳聋、头晕眼花、病后脱发、须发早白、肠燥便秘等。

燕窝

归经 归肺、脾、胃、肾经。

性味 性平，味甘。

选购要点

常见燕窝有白燕、毛燕、血燕之分。白燕（又名官燕）色洁白，偶带少数绒毛；毛燕色灰，内有较多的灰黑色羽毛；血燕则含赤褐色的血丝。以白燕的品质为佳。

保存要点

放容器内，置于通风干燥处，注意防霉。

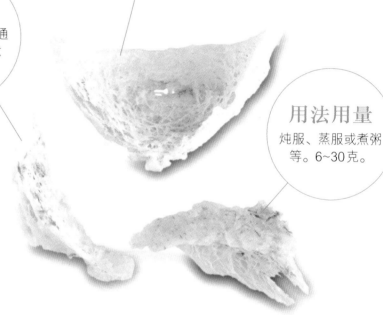

用法用量

炖服、蒸服或煮粥等。6~30克。

功效 滋阴润肺，益气补中，化痰止咳。

应用
1. 咯血、吐血。
2. 口干津少、潮热盗汗。
3. 面色无华、肌肤不润、面容憔悴者。
4. 反胃呕吐、饮食难下、大便燥结如羊粪等。

注意事项 有湿痰停滞及表邪者不宜服食。

燕窝洋参鹌鹑蛋汤

材料
西洋参20克，燕窝20克，鹌鹑蛋10个，红枣10粒，姜2片
调味料：冰糖适量

做法
1. 燕窝预先用水浸透，剔除绒毛，洗净备用。
2. 鹌鹑蛋洗净；红枣去核，洗净。
3. 将鹌鹑蛋隔水蒸熟，去壳。
4. 瓦煲内加水，煮沸后放入所有材料，先用大火煲滚，然后改小火续煲1小时，加入冰糖拌匀至完全融化即可。

用法
饮糖水，食燕窝及鹌鹑蛋。

功效应用：滋阴润肺，益气补中。适用于口干津少、潮热盗汗、面色无华、肌肤不润、面容憔悴者。

鲜奶燕窝粥

材料
鲜奶1杯，燕窝5~10克，蜜枣2粒，粳米100克
调味料：冰糖适量

做法
1. 燕窝预先用水浸透，剔除绒毛，洗净备用。
2. 粳米洗净，放入锅中加适量水，再放入泡发好的燕窝、蜜枣，用大火煲滚后改小火熬煮约1小时，徐徐倒入鲜奶拌匀，加入适量冰糖，待煮沸后拌匀，即成。

用法
饮粥，食燕窝。

 Tips　过长时间烹煮牛奶，其中的蛋白质会凝固，营养价值相对就会降低。

功效应用：养颜润肠。适用于面色无华、肌肤不润、面容憔悴、大便干结者。

木瓜冰糖炖燕窝

材料
鲜木瓜半个，燕窝30克
调味料：冰糖适量

做法
1. 将木瓜洗净，切开，去核，用汤匙挖出木瓜肉。
2. 将泡发好的燕窝和木瓜一同放入炖盅内，同时用最后一次浸泡燕窝的水煮溶冰糖，趁热倒入已盛有燕窝、木瓜肉的炖盅内，加盖隔水用小火炖2小时，待温后饮用。

用法
饮糖水，食木瓜及燕窝。

功效应用：滋阴润肺，养胃利咽。适用于口干津少、难以吞咽、大便干结等。

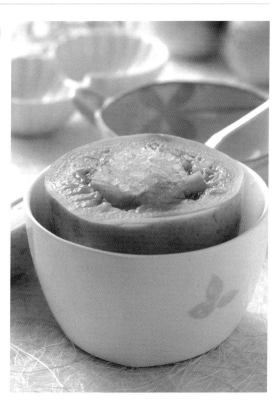

鹿茸

归经 归肝、肾经。

性味 性温，味甘、咸。

选购要点

以粗壮、顶端丰满、质嫩、毛细、有油润光泽为佳；鹿茸片以体轻、质地细嫩，呈胶质透明状，组织致密者为佳。

保存要点

保存时置于阴凉干燥处。

用法用量

口服。研末，每次0.5~1.5克。多入丸、散剂或泡酒。

功效 壮肾阳，益精血，强筋骨，调冲任，托疮毒。

注意事项 不宜骤用大量，以免阳升风动，头晕目赤，或助火动血，而致鼻出血。

应用

1. 肾阳不足、精血亏虚引起的阳痿早泄、宫寒不孕、尿频不禁、头晕耳鸣、腰膝酸痛、肢冷神疲。
2. 肝肾精血不足引起的筋骨萎软、小儿发育不良、囟门过期不合、齿迟、行迟等。
3. 冲任虚寒、带脉不固引起的崩漏不止、带下过多。
4. 疮疡久溃不敛、脓出清稀，或阴疽内陷不起。

红参鹿茸炖海参 2~3人量

材料

鹿茸1.5克，红参6克，玉竹10克，海参250克
调味料：盐适量

做法

1. 红参、鹿茸洗净，切片；玉竹浸软，洗净备用。
2. 海参用水浸发，剖开腹部，挖去内肠，刮洗干净，切块。
3. 将红参片、玉竹放入瓦煲内，加入适量水，煲30分钟，再放入海参、盐，同煮20分钟。
4. 加入鹿茸片再煮沸5分钟，即可食用。

用法

饮汤，食海参。

> 功效应用：壮肾阳，益精血。适用于肾阳不足、气血亏虚引起的阳痿早泄、宫寒不孕、尿频不禁、头晕耳鸣、腰膝酸痛、肢冷神疲等。

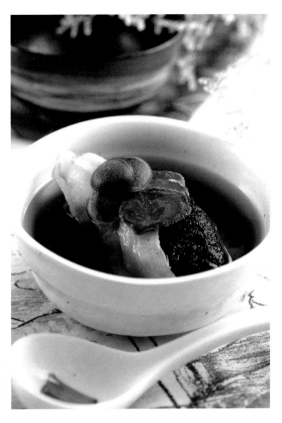

鹿茸山药炖鸡汤 2~3人量

材料

鹿茸1.5克，山药40克，鸡胸肉120克
调味料：盐适量

做法

1. 鹿茸切片，山药洗净。
2. 鸡胸肉洗净，切丝；放入沸水中煮5分钟，取出过冷水。
3. 把所有材料放入炖盅内，加适量水，隔水慢火炖2.5小时，最后下盐调味即可食用。

用法

饮汤，食山药、鸡肉。

> 功效应用：壮肾阳，益精血。适用于肾阳不足、气血亏虚引起的阳痿早泄、宫寒不孕、尿频不禁、头晕耳鸣、腰膝酸痛、肢冷神疲等。

虫草鹿茸鳄鱼汤 2~3人量

材料

鹿茸4克，冬虫夏草6克，急冻鳄鱼肉200克，猪瘦肉150克，蜜枣2粒
调味料：盐适量

做法

1. 冬虫夏草、鹿茸、蜜枣洗净。
2. 鳄鱼肉、瘦肉分别洗净，氽水备用。
3. 把所有材料放入炖盅内，加适量水，隔水慢火炖2.5小时，下盐调味即可食用。

用法

饮汤，食鳄鱼肉、猪肉、冬虫夏草。

> 功效应用：补肾壮肾阳，补肺平喘。适用于肺肾阳虚引起的咳嗽喘促、疲倦乏力、形寒肢冷等。

巴戟天

性味 性微温，味甘、辛。

归经 归肾、肝经。

选购要点

以条大而呈连珠状、肉厚、色紫、质软、木心细、味微甜、无虫蛀、体干者佳。

保存要点

置于通风干燥处，注意防霉、防蛀。

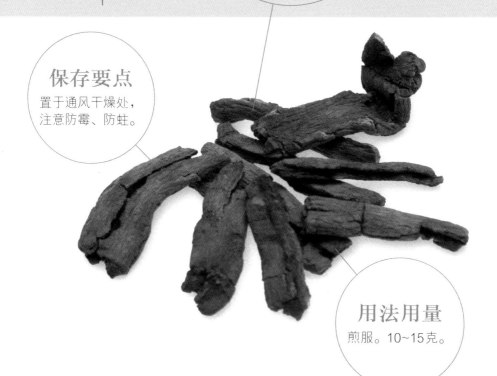

用法用量

煎服。10~15克。

功效 温肾益精，强筋壮骨，祛风除湿。

应用
1. 肾阳虚衰所致阳痿早泄、尿频遗尿、腰背酸痛、风湿痛。
2. 妇女宫冷不孕、月经不调、小腹冷痛等。

注意事项 阴虚火旺，大便燥结者不宜用。

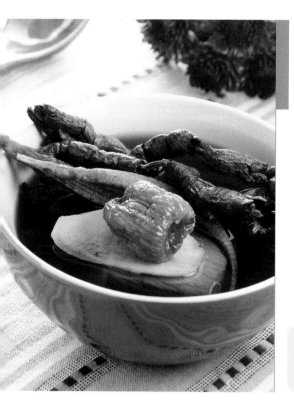

巴戟海龙补肾汤 （2~3人量）

材料

巴戟天30克，海龙15克，猪瘦肉300克，蜜枣2粒，姜2片

调味料：盐适量

做法

1. 海龙、巴戟天分别洗净，浸泡。
2. 蜜枣洗净。
3. 瘦肉洗净，切件，汆水备用。
4. 将适量水放入瓦煲内，加入所有材料，用大火煲滚，改小火续煲2.5小时，下盐调味即成。

用法

饮汤，食肉。

功效应用：肾益精，强筋壮骨，祛风除湿。适用于肾阳虚衰所致阳痿早泄、尿频遗尿、腰背酸痛、风湿痛等。

巴戟栗子猪尾汤 （2~3人量）

材料

巴戟天40克，栗子30克，陈皮1角，猪尾2条

调味料：盐适量

做法

1. 猪尾切去残余肥脂，刮毛，洗净切段。
2. 栗子放入沸水中烫5分钟，去壳及外衣，洗净备用。
3. 巴戟天洗净，浸泡；陈皮泡软，刮去瓤。
4. 锅中烧开水，把猪尾放入沸水中煮3分钟，捞出，冲洗净。
5. 把适量水放入汤煲内，用猛火煲滚后，加入全部材料，煲2小时，下盐调味即成。

用法

饮汤，食栗子、猪尾。

功效应用：补肾壮骨。适用于肾阳虚引起的腰背酸痛、尿频遗尿、肢体畏寒等。

莲子巴戟田鸡汤 （1~2人量）

材料

巴戟天25克，鲜莲子20粒，田鸡4只，姜2片

调味料：盐适量

做法

1. 田鸡洗净，去皮、头、内脏，斩件备用。
2. 鲜莲子去硬皮，去心，洗净待用。
3. 巴戟天洗净，浸泡。
4. 瓦煲加入适量水，先用猛火煲滚，然后放入所有材料，改用中慢火煲2小时，下盐调味即成。

用法

饮汤，食田鸡。

功效应用：补肾健脾。适用于脾肾虚弱所致腰背酸痛、尿频遗尿、气短乏力、胃纳欠佳等。

冬虫夏草

性味 性平，味甘。

归经 归肺、肾经。

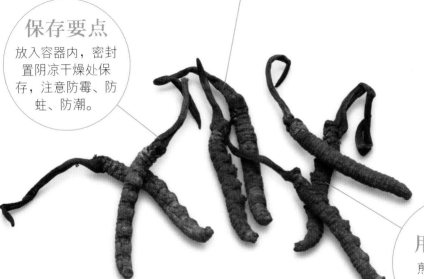

选购要点
以完整、体外色泽黄亮、丰满肥大、断面呈黄白色、子座短者为佳。

保存要点
放入容器内，密封置阴凉干燥处保存，注意防霉、防蛀、防潮。

用法用量
煎汤或炖服。
5~10克。

功效 补肺益肾，止血化痰。

注意事项 有表邪者慎用。

应用
1. 肺虚咳喘、劳嗽痰血、自汗、盗汗。
2. 肾虚阳痿、遗精、腰膝酸痛、病后体弱等不适。

虫草枸杞炖瘦肉

2~3人量

材料

冬虫夏草4克，山药10克，枸杞子8克，桂圆肉8克，猪瘦肉240克

调味料：盐适量

做法

1. 冬虫夏草、山药、枸杞子、桂圆肉洗净，沥干水分。
2. 瘦肉洗净，氽水备用。
3. 将所有材料放入炖盅内，加适量水，隔水猛火炖30分钟，改慢火炖2.5小时，下盐调味即可。

用法

饮汤，食冬虫夏草、山药、枸杞子、桂圆肉及瘦肉。

功效应用：补肺益肾，调养气血。适用于肺虚咳喘、肾虚腰膝酸痛、气血虚之神疲乏力、面色无华、胃口欠佳等。

虫草花胶螺片汤

2人量

材料

冬虫夏草4克，花胶40克，干螺片80克，红枣4粒，陈皮1角，姜2片，葱1棵，绍酒1汤匙

调味料：盐适量

做法

1. 冬虫夏草洗净；红枣洗净，去核；陈皮泡软，刮去瓤。
2. 花胶用温水泡软，洗净。用姜、葱起油锅，下绍酒，加入适量水，放入花胶，加盖慢火煮15分钟，熄火焖半小时，捞出花胶切件。
3. 将所有材料放入炖盅，加适量水，加盖隔水猛火炖30分钟，改慢火炖3小时，下盐调味。

用法

饮汤，食冬虫草、花胶、螺片、红枣。

功效应用：补肺益肾，养颜除皱。适用于肺肾虚弱所致气短乏力、腰膝酸软、面色无华等。

虫草百合乳鸽汤

1人量

材料

冬虫夏草8克，乳鸽1只，百合20克，老姜1片

调味料：盐适量

做法

1. 乳鸽洗干净，斩件。
2. 冬虫夏草、百合分别洗净。
3. 将乳鸽放入炖盅内，加入冬虫夏草、百合、老姜，然后加入适量水；将炖盅加盖，改慢火隔水炖2.5小时，下盐调味即可。

用法

饮汤，食乳鸽、冬虫夏草。

功效应用：补肺益肾，益气养阴。适用于肺肾虚弱所致咳喘少痰、口干咽燥、疲倦乏力等。

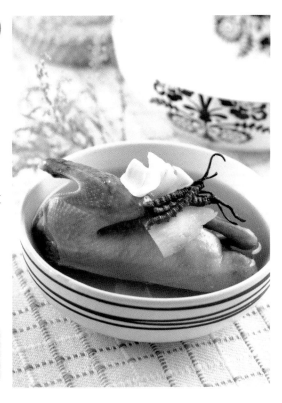

杜仲

归经 归肝、肾经。

性味 性温，味甘。

选购要点

以皮厚、块大、粗皮刮净、内表面色暗紫、胶丝呈银白色且多而长者为佳。

保存要点

置于阴凉通风干燥处保存。

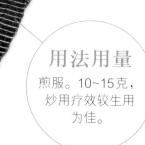

用法用量

煎服。10~15克，炒用疗效较生用为佳。

功效 补肝肾，强筋骨，安胎。

应用

1.腰膝酸痛、风湿痹痛、阳痿、小便频数及余沥等。
2.胎动不安、习惯性流产等。

注意事项 阴虚火旺者忌用。

杜仲花生凤爪汤

2~3人量

材料

杜仲20克，花生80克，鸡爪6只，尾龙骨240克，蜜枣4粒，陈皮1角，米酒少许

调味料：盐适量

做法

1. 鸡爪用粗盐擦洗净，尾龙骨洗净。
2. 鸡爪与尾龙骨氽水备用。
3. 花生连衣放温水中泡30分钟。
4. 杜仲、蜜枣分别洗净，沥干水分。陈皮洗净，浸软，刮去瓤。
5. 瓦煲内加入适量水煮沸，放入所用有材料（米酒除外），用大火煲滚后改用小火续煲2小时，熄火，加盐和米酒调味即成。

用法

饮汤，食花生、鸡爪、尾龙骨。

功效应用：补肝肾，强筋骨。适用于肝肾不足之腰膝酸痛、风湿痹痛、阳痿等。

杜仲瘦肉蹄筋汤

2~3人量

材料

杜仲25克，肉苁蓉15克，红枣6粒，老姜1片，猪蹄筋100克，猪瘦肉300克

调味料：盐适量

做法

1. 猪蹄筋用水浸泡，洗净，切段。
2. 瘦肉洗净，切块，氽水备用。
3. 杜仲、肉苁蓉分别洗净；红枣洗净，去核。
4. 将所有材料一起放入瓦煲中，加入适量水，先用大火煲滚，再改小火续煲2.5小时，下盐调味即可。

用法

饮汤，食猪蹄筋、瘦肉。

 Tips 选购猪蹄筋宜选猪后蹄筋，一端呈圆形，另一端分开两条，都是呈圆形。

功效应用：补益肝肾，强筋健骨。适用于肝肾虚弱所致腰膝酸痛、风湿痹痛、大便不畅等。

杜仲炖猪腰

1~2人量

材料

杜仲15克，核桃仁20克，鲜猪腰2个，绍酒1汤匙，葱花、姜茸各适量

调味料：盐适量

做法

1. 猪腰切开两边，去白筋，用粗盐擦洗干净，用水浸泡，期间需换水数次（以去掉其血水）。
2. 将猪腰放入沸水内氽水，冲干净，沥干水分备用。
3. 杜仲、核桃仁洗净。
4. 将猪腰、杜仲和核桃仁放入炖盅内，加入滚水、武火煮沸，加入绍酒、葱花、姜茸，改文火续炖2小时，下适量盐再炖片刻即成。

用法

饮汤，食核桃仁。

功效应用：固肾缩尿。适用于肾虚所致头晕腰酸、夜尿频者。

蛤蚧

性味 性平，味咸。

归经 归肺、肾经。

选购要点

以体大肥壮、尾粗而长、不破碎、无虫蛀者为佳。

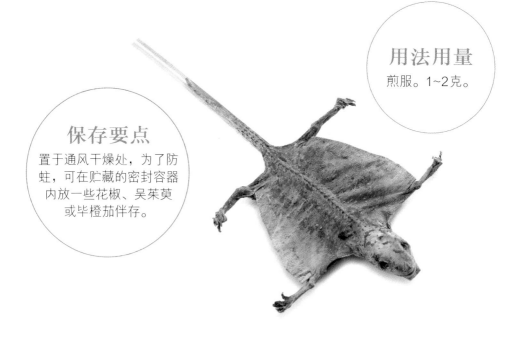

用法用量

煎服。1~2克。

保存要点

置于通风干燥处，为了防蛀，可在贮藏的密封容器内放一些花椒、吴茱萸或毕橙茄伴存。

功效

益肾补肺，定喘止嗽。

注意事项

外感咳嗽者不宜服用。

应用

1. 肾肺两虚所致气喘及虚劳咳嗽、咯血。
2. 肾虚阳痿、遗精、消渴、小便频数等。

花生熟地蛤蚧汤

2~3人量

材料

蛤蚧1对，巴戟天12克，花生30克，熟地30克，生姜4片

调味料：盐适量

做法

1. 蛤蚧拆去支架，刮麟，去头及四肢，留尾，洗净。
2. 锅内烧沸水，加姜2片，将蛤蚧汆水，除去腥味。
3. 花生连衣浸泡半小时。
4. 瓦煲内加适量水，把所有材料和姜2片一起放入瓦煲中，用大火煮沸后改小火续煮2小时，下盐调味即成。

用法

饮汤。

功效应用：益肾补肺。适用于肺肾虚弱所致气喘消渴、小便频数等。

蛤蚧虫草花瘦肉汤

2~3人量

材料

蛤蚧1对，虫草花15克，蜜枣3粒，猪瘦肉320克

调味料：盐适量

做法

1. 蛤蚧拆去支架，刮麟，去头及四肢，留尾，洗净。
2. 锅内烧沸水，加姜2片，将蛤蚧汆水，除去腥味。
3. 虫草花、蜜枣分别洗净，备用。
4. 瓦煲内加入适量水，煮沸后放入全部材料，用猛火煲滚后改慢火续煲2小时，加盐调味即成。

用法

饮汤。

功效应用：益肾补肺。适用于虚劳咳嗽、疲倦乏力、气短声低等。

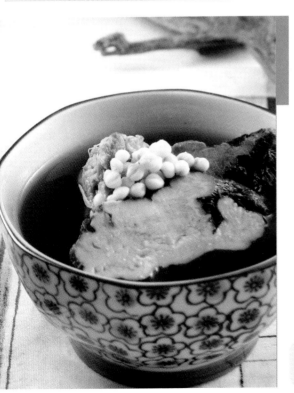

蛤蚧川贝瘦肉汤

2~3人量

材料

蛤蚧1对，茯苓12克，白术12克，川贝12克，猪瘦肉320克，陈皮1角，生姜4片

调味料：盐适量

做法

1. 蛤蚧拆去支架，刮麟，去头及四肢，留尾，洗净。锅内烧沸水，加姜2片，将蛤蚧汆水，除去腥味。
2. 瘦肉洗净，切块，汆水备用。
3. 陈皮浸透，刮去瓤；川贝洗净。
4. 瓦煲内加适量水，把所有材料一起放入瓦煲中，用大火煮沸后改小火续煮2小时，下盐调味即成。

用法

饮汤。

功效应用：益肾补肺，定喘止嗽。适用于肾肺虚弱所致喘咳短气、痰少面浮等。

续断

选购要点
以条粗、质软、内呈灰绿色者为佳。

保存要点
置于通风干燥处，注意防霉、防蛀。

用法用量
煎服。9~15克。

功效 补肝肾，强筋骨，续筋接骨，止血安胎。

注意事项 不宜与雷丸同服用。

应用
1. 肝肾不足之腰膝酸痛、软弱无力。
2. 跌打损伤、筋断骨折。
3. 肝肾不固所致妊娠下血、胎动不安、习惯性流产等。

续断杜仲炖猪腰

材料

续断25克，杜仲20克，猪腰250克，绍酒半汤匙，蜜枣4粒，生姜3片，米酒1茶匙，热开水适量
调味料：盐适量

做法

1. 猪腰切开两边，去白筋，用粗盐擦洗干净，一分为二，用水泡至没有血水，余水备用。
2. 续断、杜仲和蜜枣分别洗净待用。
3. 将所有材料放入炖盅内，加入适量热开水，加盖隔水猛火炖20分钟，改慢火再炖2小时，下盐调味即可。

用法

饮汤。

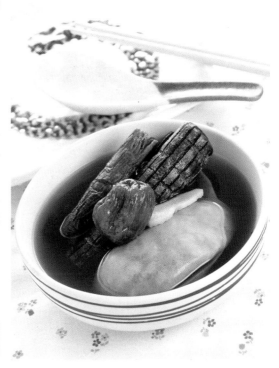

功效应用：补肝肾，强筋骨。适用于肝肾不足之腰膝酸痛、软弱无力等。

续断莲子芡实猪尾汤

材料

续断20克，莲子20克，芡实15克，百合15克，蜜枣4粒，猪尾400克，生姜2片
调味料：盐适量

做法

1. 猪尾洗净，放入沸水中稍烫，捞起，刮净细毛，切段备用。
2. 其余药材洗净，沥干水分待用。
3. 将适量水放入瓦煲中，加入所有材料，用大火煲滚后改小火续煲2小时，下盐调味即可。

用法

饮汤，食莲子、芡实。

功效应用：补益肝肾，固肾缩尿。适用于肝肾不足所致腰膝酸痛、软弱无力、尿频尿急等。

续断黑豆腰花汤

材料

续断、杜仲各12克，黑豆100克，猪腰250克，姜3片，米酒适量
调味料：盐适量

做法

1. 将所有药材洗净，放入纱袋内备用。
2. 黑豆洗净，沥干水分。
3. 猪腰切开两边，去白筋，用粗盐擦洗干净，一分为二，用水泡至没有血水，余水待用。
4. 将药材纱袋、黑豆放入锅中加适量水，炖至黑豆熟透；放入猪腰、米酒、姜片和盐，再煮至猪腰熟透，即可食用。

用法

饮汤。

功效应用：补益肝肾，利水消肿。适用于肝肾不足引起的腰膝酸痛、软弱无力、面浮肢肿。

淫羊藿

归经 归肝、肾经。

性味 性温，味辛、甘。

选购要点
以色青绿、无枝梗、叶整齐不碎者为佳。

保存要点
置于通风干燥处。

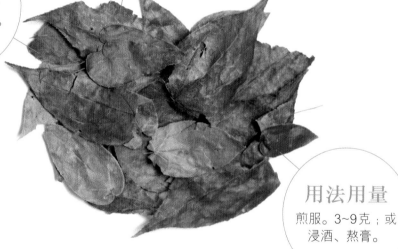

用法用量
煎服。3~9克；或浸酒、熬膏。

功效 温肾壮阳，强筋健骨，祛风除湿。

注意事项 阴虚火旺、五心烦热、性欲亢进者不宜用。

应用
1. 遗精早泄、肾亏阳痿、腰膝酸软、肢冷畏寒、性神经衰弱、神疲健忘、四肢麻木、小便频数。
2. 风寒湿痹引起的关节疼痛。
3. 妇女月经不调、功能性子宫出血。
4. 更年期综合征、心血管疾病、慢性支气管炎、高血压、老年血糖偏高、小儿麻痹症等。

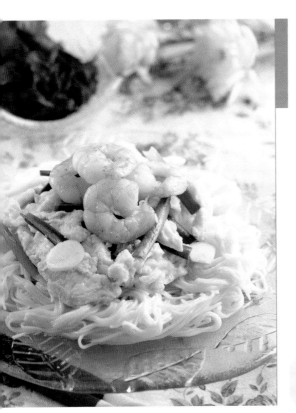

淫羊藿韭菜虾仁拌面

材料

淫羊藿9克，韭菜100克，虾仁6只，鸡蛋1个，面条100克，蒜头2粒

调味料：鲜豉油、芝麻油各1汤匙，食用油、盐、胡椒粉各适量

做法

1. 淫羊藿洗净，用1碗半水煮成半碗，去渣取汁备用。
2. 虾仁去壳去肠泥，汆水后捞起。鸡蛋打匀，炒熟。韭菜洗净，切段；蒜头切片。
3. 起油锅，爆香蒜片，加入韭菜翻炒，再下虾仁、鸡蛋、盐、胡椒粉，炒匀后上碟。
4. 面条烫熟后捞起，加入药汁、芝麻油及豉油拌匀，最后将炒好的韭菜虾仁蛋拌入即可。

用法

食面、韭菜、虾仁、鸡蛋。

> 功效应用：补肾壮阳，健脑益智。用于腰膝酸软、肢冷畏寒、神经衰弱、神疲健忘。

淫羊藿黄芪鸡肉汤

材料

淫羊藿20克，黄芪16克，仙茅12克，鲜鸡肉200克

调味料：盐适量

做法

1. 鸡肉去皮、去肥膏，放入水中稍煮，取出，洗净。
2. 仙茅、黄芪、淫羊藿分别用水洗净，沥干水分。
3. 将所有材料放入炖盅内，加适量开水，盖上盅盖，隔水猛火炖30分钟，改慢火炖2.5小时，下盐调味即可。

用法

饮汤，食鸡肉。

> 功效应用：温肾壮阳，强筋健骨，健脾益气。适用于遗精早泄、肾亏阳痿、腰膝酸软、肢冷畏寒、气短乏力、神经衰弱、神疲健忘、四肢麻木等。

淫羊藿巴戟牛鞭汤

材料

淫羊藿、巴戟天各20克，高丽参9克，枸杞子12克，红枣16克，新鲜牛鞭1条，姜2片，绍酒适量

调味料：盐适量

做法

1. 牛鞭对半切开，去尿道，切段，洗净备用。
2. 高丽参去头，切片状。
3. 枸杞子洗净；红枣洗净，去核。
4. 牛鞭放沸水中煮10分钟，捞出冲洗干净。
5. 将以上材料放入炖盅内，加入适量滚水和绍酒，盖上盅盖，隔水炖3小时，下盐调味即可。

用法

饮汤。

> 功效应用：补肾壮阳，祛风祛湿，强筋健骨，益气血。适用于肝肾虚弱所致阳痿、腰腿酸软、精稀不育、疲惫气短等。

海马

归经 归肝、肾经。

性味 性温，味咸、甘。

选购要点
以体大、坚实、色白、头尾齐全、无杂质、无虫蛀、无霉变者为佳。

保存要点
置于阴凉干燥处，要时常晾晒和检查，以防虫蛀和霉变。

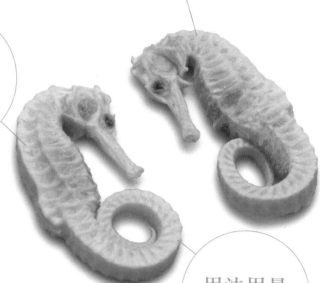

用法用量
煎服。3~9克。

功效 补肾壮阳，散结消肿。

应用
1. 宫冷不孕、肾虚阳痿、遗尿、虚喘。
2. 痈肿疮疖、跌打损伤等。

注意事项 孕妇及阴虚火旺、外感发热者不宜服用。

海马虫草炖鲜鲍

材料

海马1对，冬虫夏草3克，新鲜大鲍鱼1个，光鸡1只（重约500克），猪瘦肉200克，金华火腿20克，姜2片，花雕酒3克

调味料：盐适量

做法

1. 鲍鱼去壳和肠后，将鲍鱼肉去掉污秽粘连部分，洗净后切块。
2. 海马用瓦煲及适量水煨片刻除去异味。
3. 光鸡洗干净，斩块；瘦肉洗净，切成大粒，备用。金华火腿切成大粒，待用。
4. 把所有材料放入炖盅内，加适量水，盖上盅盖，隔水猛火炖30分钟，改慢火炖2.5小时，下盐调味即可。

用法

饮汤，食鲍鱼、冬虫夏草、鸡。

功效应用：健脾补肾，滋阴壮阳。适用于阴阳虚弱所致宫冷不孕、肾虚阳痿、气短乏力等。

海马山瑞汤

材料

海龙15克，海马15克，党参9克，花胶12克，姜2片，葱1根，山瑞1只

调味料：盐适量

做法

1. 山瑞排清便液，剖开，去内脏、头、爪，洗净斩成细块，汆水备用。
2. 海龙、海马用瓦煲加适量水煨片刻，以除去异味。
3. 花胶用温水泡软，洗干净；用姜、葱起锅，下酒，加入适量水，放入花胶，加盖慢火煮15分钟，熄火焖半小时，捞出花胶切件。
4. 党参洗净，沥干水分，待用。
5. 瓦煲内加入适量水，放入所有材料，大火煲滚后，改小火煲2.5小时，下盐调味即可。

用法

饮汤，食山瑞、党参、花胶。

功效应用：滋阴壮阳。适用于肾虚所致白带、遗精、腰酸脚软、耳鸣肢冷等。

骨髓红枣海马汤

材料

海马1对，红枣20克，猪骨髓300克，猪瘦肉200克，姜3片

调味料：盐适量

做法

1. 海马用瓦煲加适量水煨片刻，以除去异味。
2. 猪骨髓、瘦肉洗净，汆水备用。
3. 红枣洗净，去核待用。
4. 汤煲加入适量水，煮沸后放入全部材料，猛火煲滚后改慢火煲2.5小时，下盐调味即可。

用法

饮汤，食猪骨髓、瘦肉。

 猪骨髓是在猪脊骨抽出来的，购买时要看清楚猪脊骨里面的脊髓是否新鲜完整。

功效应用：补肾阳，益精血。适用于肾虚衰弱、记忆力减退、性欲减退等。

菟丝子

归肝、肾、脾经。

性微温，味辛、甘。

选购要点

以粒饱满、黑褐色均匀、质坚实、无杂质者为佳。

保存要点

置于通风干燥处储存。

用法用量

煎服。10~15克。

功效 补肾益精，养肝明目，止泻，安胎。

应用
1. 腰痛耳鸣、阳痿遗精、消渴、不育、遗尿失禁、淋浊带下。
2. 头目昏暗、食少泄泻、胎动不安等。

注意事项 阴虚火旺及大便燥结者不宜服用。

山药菟丝子粥

材料

鲜山药30克，菟丝子10克，糯米100克

调味料：冰糖适量

做法

1. 糯米洗净，用水浸泡2小时；鲜山药去皮，洗净切片。
2. 将菟丝子放入砂锅中，加适量水煎取药汁。
3. 将鲜山药片、糯米同煮成粥，加入药汁同煮片刻后，加入冰糖煮至完全溶化，即可食用。

用法

饮粥，食鲜山药。

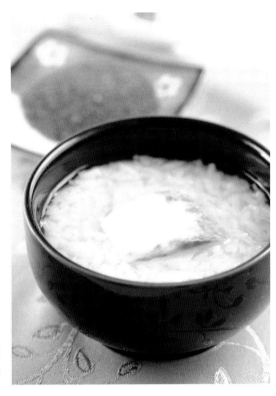

功效应用：温肾健脾。适用于脾肾虚弱所致食少泄泻等。

玉米须菟丝子煲土龟

材料

菟丝子10克，玉米须100克，土龟1只，枸杞子20克，姜3片，葱1根

调味料：盐适量

做法

1. 土龟排清尿液，宰杀后洗干净，斩件，汆水备用。
2. 玉米须、枸杞子、菟丝子分别洗净，待用。
3. 葱洗净，切段。
4. 汤煲内加入适量水，煮沸后放入全部材料，猛火煲滚后改慢火煲2.5小时，下盐调味即可。

用法

饮汤，食龟肉。

功效应用：补肾益精，养肝明目。适用于腰痛耳鸣、阳痿遗精、消渴、头目昏暗等。

三子鹌鹑汤

材料

菟丝子12克，覆盆子10克，枸杞子10克，五味子6克，鹌鹑1只，猪瘦肉160克，姜2片

调味料：盐适量

做法

1. 鹌鹑洗干净；猪瘦肉洗净与鹌鹑一起汆水备用。
2. 其余药材洗净，沥干水分备用。
3. 汤煲内加入适量水，煮沸后放入全部材料，猛火煲滚后改慢火煲2.5小时，下盐调味即可。

用法

饮汤，食鹌鹑肉、猪瘦肉。

 Tips　鹌鹑含有丰富的蛋白质和维生素，是极好的营养补品，有"动物人参"之称。

功效应用：滋补肝肾，固精缩尿。适用于肝肾不足之腰酸形瘦、尿频等。

核桃仁

性味 性温，味甘。

归经 归肾、肺、大肠经。

选购要点
以色黄、个大、饱满、油多者为佳。

保存要点
置于通风干燥处。

用法用量
煎服。9~15克。

功效 补肾强腰，温肺定喘，润肠通便。

注意事项 阴虚火旺、痰热咳嗽、便溏腹泻者不宜用。

应用
1. 肺肾两虚的喘咳。
2. 腰痛脚弱、阳痿遗精、小便频数、石淋、大便燥结等。

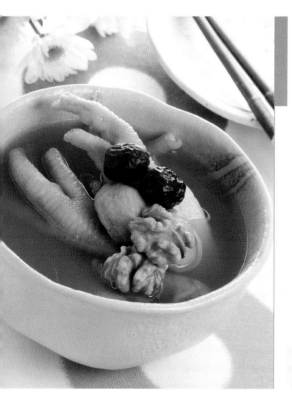

栗子核桃凤爪汤

2~3人量

材料

栗子300克，核桃仁12克，红枣6粒，鸡爪5对，姜2片

调味料：盐适量

做法

1. 鸡爪洗净，斩去爪尖，汆水备用。
2. 栗子去壳，去衣，取肉。
3. 核桃仁洗净；红枣洗净，去核。
4. 先将栗子、姜片放于煲中，加入适量水，用大火煲30分钟，加入鸡爪、核桃仁、红枣，汤滚后改中慢火续煲1小时，下盐调味即可。

用法

饮汤，食鸡爪、栗子、核桃仁。

功效应用：补肾强筋，健脾益气。适用于腰膝无力、夜尿频多者。

核桃黑豆炖鱼头

1人量

材料

大鱼头1个，核桃仁8克，黑豆4克，红枣4粒，姜2片，绍酒1茶匙

调味料：盐适量

做法

1. 核桃仁洗净，放入沸水中煮片刻，捞起冲干净，沥干水分。黑豆洗干净，用水浸泡1小时；红枣洗净，去核备用。
2. 鱼头洗干净，抹干水分，用绍酒拌匀，放入炖盅内，加入其余材料和适量开水，加盖隔水猛火炖15分钟，改慢火炖2小时，下盐调味即可。

用法

饮汤，食鱼头、核桃仁、黑豆。

功效应用：健脑益智，补益肝肾。适用于肝肾虚弱所致记忆力下降、腰痛脚弱、阳痿遗精等。

核桃南瓜豆奶

2人量

材料

核桃仁16克，南瓜100克，豆奶250毫升

做法

1. 南瓜去皮，去子，隔水蒸20分钟，取出待冷，备用。
2. 核桃仁泡油后捞起，用厨用纸吸去油分，然后敲碎成小块。
3. 将核桃仁、南瓜及豆奶放入搅拌机内，打匀即可饮用。

用法

饮豆奶，食核桃仁、南瓜。

功效应用：补肾健脑，健脾益气。适用于脾肾虚弱所致气短乏力、记忆力减退等。

沙苑子

性味 性温，味甘。
归经 归肝、肾经。

选购要点
以身干、饱满、
绿褐色者为佳。

保存要点
置通风干燥处，防
虫蛀、鼠食。

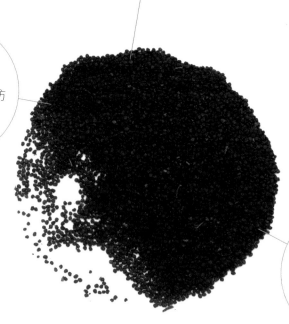

用法用量
煎服。6~15克。

功效 补肾固精，养肝明目。

注意事项 相火炽盛、阳强易举者不宜服。

应用
1.肾虚遗精、早泄、尿频、遗尿、腰膝
  酸软。
2.肝肾不足所致眩晕目昏。

沙苑子红枣鲫鱼汤

材料

沙苑子15克，红枣6粒，鲫鱼1条，姜2片
调味料：盐、油各适量

做法

1. 沙苑子洗净，沥干水分。
2. 鲫鱼洗净，抹干水。
3. 用油起锅，下姜片，把鲫鱼煎至两边呈金黄色，铲起备用。
4. 瓦煲内加入适量水，大火煲滚，将以上材料放入煲内，猛火煲10分钟，改慢火续煲1小时，下盐调味，即可食用。

用法

饮汤，食鱼。

功效应用：补肾固精，养肝明目。适用于肝肾不足所致遗精、早泄、尿频、遗尿、腰膝酸软、眩晕目昏等。

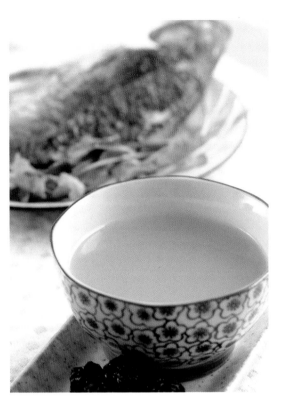

沙苑子桑寄生煲鳝鱼

材料

沙苑子15克，桑寄生30克，黄鳝1条，姜2片，葱少许
调味料：盐适量

做法

1. 沙苑子、桑寄生洗净，沥干水分。
2. 黄鳝洗净，切段备用。
3. 锅内烧水，水沸后，放入姜片和黄鳝烧滚，捞出冲洗干净。
4. 将所有材料放入瓦煲内，加入适量水，大火煲滚后，改小火再煲1.5小时，下盐调味即可。

用法

饮汤，食黄鳝。

功效应用：补肾固精，养肝明目。适用于肝肾不足所致腰膝酸软、眩晕目昏等。

沙苑子黑豆鱼尾汤

材料

沙苑子15克，黑豆15克，鲩鱼尾1条（约320克），猪脊骨160克，姜3片
调味料：盐、油各适量

做法

1. 猪脊骨洗净，汆水备用。
2. 鲩鱼尾洗净，抹干。
3. 用油起锅，下2片姜，把鲩鱼尾煎至两边呈金黄色，铲起备用。
4. 瓦煲内加入适量水，大火煲滚后将以上材料放入煲内，猛火煲10分钟，改慢火续煲2小时，下盐调味，即可食用。

用法

饮汤，食鱼。

功效应用：补肾固精，养肝明目。适用于肝肾不足所致腰膝酸软、遗精、早泄、尿频、遗尿等。

韭菜子

性味 性温，味辛、甘。

归经 归肝、肾经。

选购要点

以色黑、饱满、无杂质者为佳。

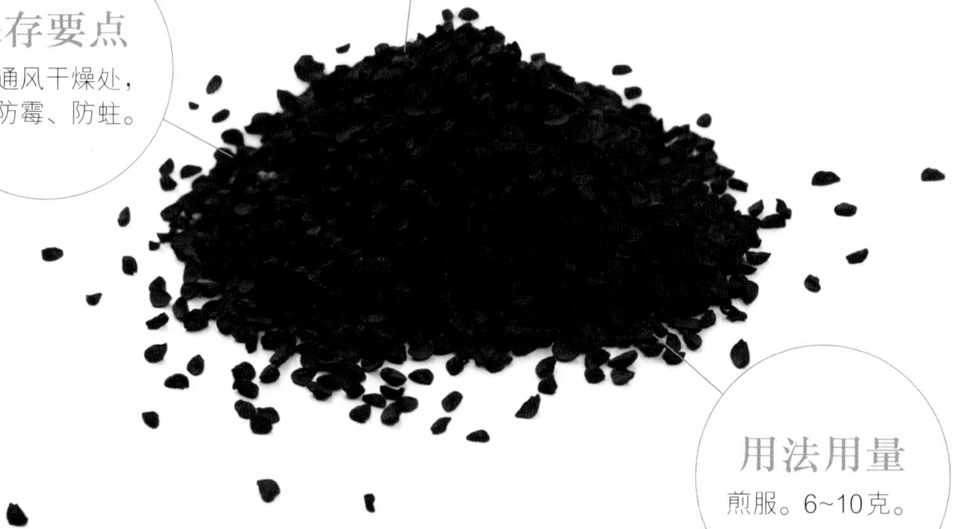

保存要点

置于通风干燥处，注意防霉、防蛀。

用法用量

煎服。6~10克。

功效 温肾壮阳，固精。

注意事项 阴虚火旺、疮疡和目疾者不宜服用。

应用

1. 阳痿、腰膝酸软冷痛、泻痢、白浊带下。
2. 遗精、遗尿、小便频数。

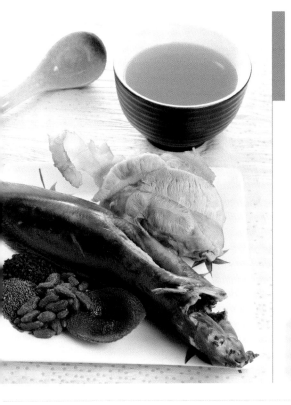

三子塘虱汤

材料

塘虱鱼1条(约200克)，韭菜子20克、枸杞子15克，猪腱肉120克，菟丝子15克，陈皮1角
调味料：盐适量

做法

1. 塘虱鱼去内脏，洗干净后氽水捞出，刮去涎，冲洗净，擦干。猪腱肉洗净，氽水备用。
2. 韭菜子、枸杞子、菟丝子洗净；陈皮泡软刮去瓤。
3. 将所有材料放入炖盅内，加适量水，加盖隔水猛火炖30分钟，改慢火再炖2.5小时，下盐调味即可。

用法

饮汤，食鱼。

功效应用：温肾壮阳，固精缩尿。适应用于阳痿，腰膝酸软白浊带下、遗精、遗尿、小便频数等。

韭菜子牛尾龙虾汤

材料

鲜龙虾250克，韭菜子12克，红枣20克，牛尾150克，姜6片，米酒、黄酒各适量
调味料：盐、油各适量

做法

1. 锅内烧沸水，加姜3片及米酒，放入牛尾氽水备用。
2. 鲜龙虾用黄酒浸泡，让龙虾醉死，捞起待用。
3. 红枣洗净，去核。
4. 起油锅，加入其余姜片，将龙虾炒熟。
5. 将所有材料放入瓦煲中，加入适量水，大火煲滚后改小火再煲2小时，下盐调味即可。

用法

饮汤，食龙虾。

功效应用：温补肾阳。适用于腰膝酸软、冷痛、遗精、遗尿、小便频数等。

韭菜子银杏煲猪小肚

材料

韭菜子10克，银杏6粒，猪小肚(即猪膀胱)100克
调味料：盐适量

做法

1. 银杏放入白锅中炒熟；韭菜子洗净，备用。
2. 用盐将猪小肚内外反复擦洗，氽水，捞起冲洗干净，切件待用。
3. 将所有材料放入瓦煲中，加入适量水，大火煲滚后改慢火再煲2小时，下盐调味即可。

用法

饮汤，食猪小肚。

功效应用：温肾缩尿。适应用于腰膝酸软、遗精、遗尿、小便频数等。

蜂蜜

性味 性平，味甘。

归经 归肺、脾、大肠经。

选购要点

一般来说，品质好的蜂蜜味甜且具有清淡的花香气息；如果香气太浓，则有可能掺入了香精。一些品质差的蜂蜜甚至还带有苦味、涩味、酸味乃至臭味。另外，质量好的蜂蜜黏稠性大，含水量少，用干净的玻璃棒挑起蜂蜜时，会成丝状，极为绵长，含水量高的蜂蜜则感觉很稀。

用法用量

内服。每次15~30克；可冲服或入丸、膏作赋形剂。也可外用，即用适量蜂蜜敷于患处。

保存要点

置于阴凉通风地方。

功效 养阴润燥，润肺补虚，调和脾胃，解药毒。

应用
1. 脾胃虚弱、津枯便秘。
2. 虚劳干咳、咽干声哑、胃肠溃疡、胸腹痉痛。
3. 解乌头、附子等毒。
4. 治疗口疮、烫火伤等。

注意事项 痰湿内盛、中满腹胀、肠滑泄泻者不宜。

蜂蜜炖雪梨

材料

雪梨1个，南北杏少许
调味料：蜂蜜5克

做法

1. 雪梨洗净后去核，连皮切块，备用。
2. 南北杏分别洗净，沥干。
3. 将雪梨与南北杏一同放入炖盅内，加盖，隔水炖约1小时，再加入蜂蜜，续炖30分钟，即可食用。

用法

饮汤，食雪梨。

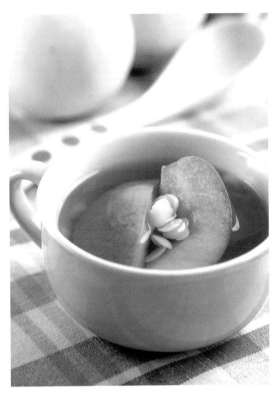

功效应用：润肺止咳。适用于肺燥咳嗽、痰少难咳、口干咽燥等。

蜜汁红薯

材料

红薯100克，桂圆肉（鲜品）20克
调味料：蜂蜜适量

做法

1. 红薯洗净，去皮，切成粒状。
2. 将红薯放入蒸锅内蒸熟；桂圆肉去壳后与红薯一起拌匀。
3. 将蜜汁浇淋在红薯上，冷却后即可食用。

用法

食红薯、桂圆肉。

 Tips 红薯不可与柿子一起吃，因红薯果酸一旦遇上柿子所含的单宁、果胶等物质，将会形成胃结石。

功效应用：养血安神，益气通便。适用于气血虚弱之气短乏力、大便不畅、心神不宁者。

甜蜜百合

材料

新鲜百合45克
调味料：蜂蜜适量

做法

1. 鲜百合剥开成瓣后，用清水洗净，沥干水分，备用。
2. 百合中加入蜂蜜拌匀，盛入碗中，用文火蒸熟，即可食用。

用法

饮汤，食百合。分2次食用。于睡前服食一半，其余放入雪柜内，隔夜加热再服。

功效应用：润肺止咳，养心安神。适用于干咳少痰、心神欠安者。

银耳

归经 归胃、肺经。

性味 性平，味甘。

选购要点
以朵大、色白、体轻、身干、有光泽者为佳。

保存要点
不可久贮，若受潮变质、出现微酸或霉味不可食用。

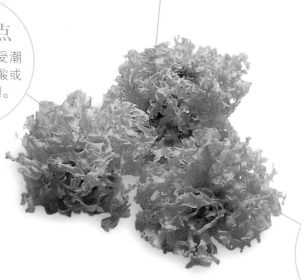

用法用量
煎服。3~10克。

功效
养胃生津，滋阴润肺，止嗽益胃。

应用
1. 阴津虚少之津少口渴、咽喉干燥、声音嘶哑、老年皮肤干燥瘙痒等。
2. 虚劳咳嗽、痰中带血。
3. 五心烦热、虚热口干等。

注意事项
风寒咳嗽不宜食用。

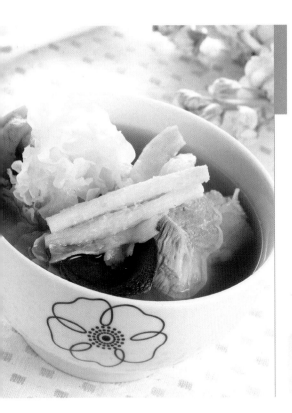

银耳沙参玉竹汤

材料

银耳20克，北沙参20克，玉竹20克，猪腱肉240克，陈皮1角

调味料：盐适量

做法

1. 银耳发开，去蒂洗净，沥干水分，撕成小块，备用。
2. 北沙参、玉竹分别洗净；陈皮洗净，刮去瓤，待用。
3. 猪腱肉洗净，氽水备用。
4. 瓦煲内加入水煮沸，放入所有材料，猛火煲滚后改文火续煲2小时，放盐调味即成。

用法

饮汤，食银耳、玉竹、猪肉。

功效应用：清热润燥，益气养阴。适用于气阴虚弱所致气短乏力、口干咽燥、皮肤干燥等。

银耳木瓜排骨汤

材料

半生熟木瓜1个，银耳20克，南杏12克，北杏8克，排骨480克，姜1片

调味料：盐适量

做法

1. 木瓜去皮，去子，用水洗净，切厚件。
2. 银耳发开，去蒂，撕成小块洗净；南北杏洗净，沥干水分，备用。
3. 排骨斩件，洗净，氽水待用。
4. 瓦煲内加入水煮沸，放入所有材料，加盐猛火煲滚后改文火续煲2小时，即成。

用法

饮汤，食银耳、木瓜、排骨。适合一家大小食用，更可预防身体出现燥热不适。

功效应用：润肺养胃，护肤除皱。适用于肺燥咳嗽、口干口渴、皮肤干燥、额面多皱等。

莲子银耳炖鹌鹑蛋

材料

银耳30克，莲子20克，百合20克，鹌鹑蛋6个

调味料：冰糖适量

做法

1. 银耳发开，去蒂洗净，沥干水分，撕成小块，备用。
2. 莲子去心，与百合分别用水泡30分钟，洗净待用。
3. 鹌鹑蛋煮熟去壳，放入炖盅内，加适量水，再放入莲子、银耳、百合、冰糖，加盖隔水炖2小时，即可食用。

用法

饮汤，食银耳、莲子、百合、鹌鹑蛋。

功效应用：安神益智，滋润养颜，健脾开胃。适用于阴虚内热所致心神不宁、记忆力下降、胃口欠佳、疲倦乏力等。

罗汉果

归经 归肺、脾经。

性味 性凉，味甘。

选购要点
以形圆、个大、坚实、摇之不响、颜色黄褐、食之味甜者为佳。

保存要点
置于通风干燥处，注意防霉、防蛀。

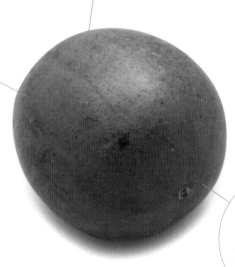

用法用量
煎服。9~15克。

功效
生津止渴，清肺止咳，凉血止血，润肠通便等。

应用
1.阴津虚少之消渴。
2.百日咳、痰火咳嗽或燥热咯血。
3.大便干结、便血等。

注意事项
胃寒湿困或脾胃虚寒者不宜服用。

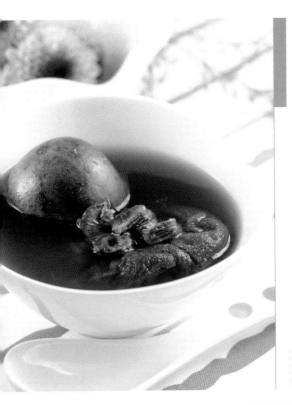

罗汉果柿饼糖水

材料

罗汉果半个，柿饼4个
调味料：冰糖适量

做法

1. 罗汉果、柿饼分别洗净，备用。
2. 煲中加入适量水，放入罗汉果、柿饼，猛火煲滚后改慢火续煲约1小时，加入冰糖拌匀至完全溶化，去渣饮用。

用法

饮汤。

功效应用：清肺润肠。适用于干咳少痰、大便燥结等。

罗汉果菜干煲猪肺

材料

罗汉果1/4个，南杏16克，北杏8克，陈皮1角，白菜干160克，新鲜矮脚大白菜200克，猪肺1个
调味料：盐适量

做法

1. 白菜干浸透，洗净剪段。大白菜摘洗净。
2. 将猪肺喉部套入水龙头上，灌入水，令猪肺胀大充水，用手挤压去水。反复多次，至猪肺洗至白色，再将猪肺切成块状，汆水捞起备用。罗汉果、南北杏分别洗净；陈皮洗净，刮去瓤。
3. 瓦煲内加入水煮沸，放入所有材料，猛火煲滚后改文火续煲2.5小时，下盐调味即成。

用法

饮汤，食白菜干、大白菜、猪肺。

功效应用：润肺止咳，清热生津。适用于肺燥咳嗽、少痰或无痰、口干咽燥等。

罗汉果猪蹄汤

材料

罗汉果1/4个，千层纸12克，南杏16克，陈皮1角，猪蹄肉480克
调味料：盐适量

做法

1. 罗汉果、南北杏分别洗净；陈皮洗净，刮去瓤。
2. 千层纸用水洗净后盛载于干净的纱袋内。
3. 猪蹄肉洗净，汆水备用。
4. 瓦煲内加入水煮沸，放入所有材料，猛火煲滚后改文火续煲2小时，下盐调味即成。

用法

饮汤，食猪蹄肉。

功效应用：清热润肺，养颜除皱。适用于口燥鼻干、咽痒干咳、皮肤干燥、面部皮肤干燥多皱等。

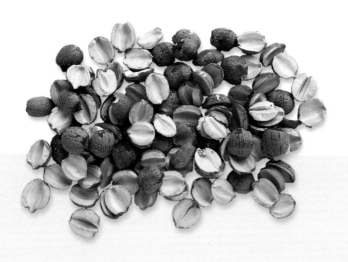

补益的辅助药

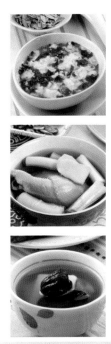

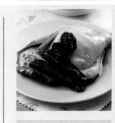

中医理论认为，虚证最直接的治疗方法就是使用补益药，所谓「虚则补之」。但在临床治疗中，许多虚证用补益药治疗的效果并不好，为什么会出现这种现象呢？主要原因是此类虚证由各种致病因素伤害正气所引起，这就是中医所说的「因实致虚」。

负责清除各种致病因素及间接保护正气的药物被称为「补益的辅助药」。直接地说，「补益的辅助药」并不是补益药，但是运用得当，可以协助补益药发挥作用，或者虽然没有补益药的参与，也可间接起到补益的作用。

知母

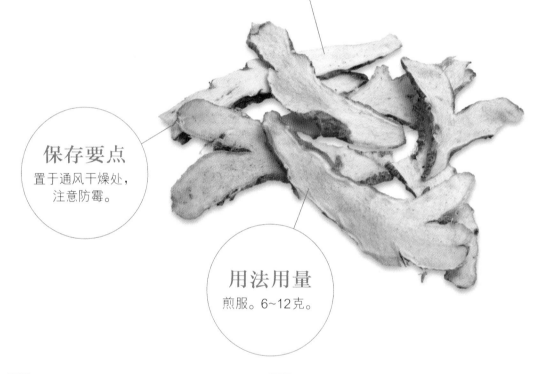

选购要点
以条粗长、质充实而硬、断面黄白色者为佳。

保存要点
置于通风干燥处，注意防霉。

用法用量
煎服。6~12克。

功效 清热泻火，滋阴退蒸，生津止渴。

应用
1. 热病高热、骨蒸劳热、口渴烦躁、消渴等。
2. 肺热咳嗽、糖尿病、大便燥结。

注意事项 脾胃虚寒、大便溏泄者不宜服。

知母炖牛肉

材料

牛肉200克，知母30克，姜2片，大葱1根，料酒适量

调味料：盐适量

做法

1. 将知母洗净，牛肉洗净切成小块。
2. 将知母、牛肉放入砂锅内，加水适量，放入葱、姜、盐、料酒，隔水炖熟即可。

用法

饮汤，食牛肉。

功效应用：益气养血，清热降火。适用于气血虚弱、内生虚火引起的体形消瘦、气短乏力、缺铁性贫血等。

知母龙骨炖鸡

材料

母鸡1只，知母20克，龙骨40克

调味料：盐适量

做法

1. 母鸡去内脏后洗净。
2. 知母、龙骨分别洗净。
3. 取知母、龙骨放入鸡腹腔内，鸡放砂锅内，加水适量，文火炖至熟烂，下盐调味即可。

用法

食鸡。

功效应用：健脾益肾，潜阳降火。适用于气虚火旺所致梦遗滑精者。

知母茱萸汤

材料

猪瘦肉100克，山茱萸9克，知母9克，龟板18克，姜5克，黄酒5克，大葱1根

调味料：盐适量

做法

1. 猪瘦肉洗净，切成细丝，加姜末、黄酒拌匀，备用；大葱洗净切花。
2. 山茱萸、知母、龟板洗净，用纱袋包好，放入锅内，加水4杯，煎煮30分钟后，弃药包留汁。
3. 药汁煮沸，加入猪肉丝，边煮边搅散，再加入盐、葱花略煮几沸即成。

用法

饮汤，食肉。

功效应用：益气固肾，清热降火。适用于肾虚火旺引起的咽干舌燥、眩晕耳鸣、阳强易举、舌红少苔、脉细数。

天花粉

性味 归经

归肺、胃经。

性微寒，味甘微苦。

选购要点

以色白、粉性足、
纤维点少，
肥满质坚者为佳。

保存要点

置于通风干燥处，
注意防霉、防蛀。

用法用量

煎服。10~15克。

功效

清热生津，降火润燥，排脓消肿。

应用

1. 热病伤津、口渴、肺热燥咳、咯血、消渴、黄疸。
2. 痈肿、乳痈、痔瘘。

注意事项

1. 脾胃虚寒、大便滑泄者忌服。
2. 忌与川乌、草乌同用。

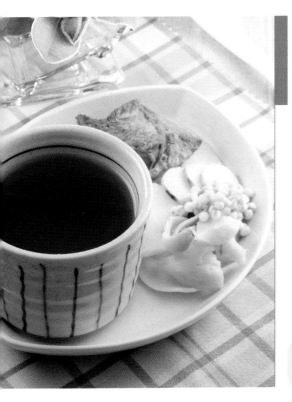

百合川贝煲瘦肉

材料

百合20克，天花粉15克，川贝9克，猪瘦肉60克

调味料：盐适量

做法

1. 将百合、川贝、天花粉煎汤，去渣。
2. 药汁中加入猪瘦肉炖至熟。
3. 加盐调味，即可。

用法

饮汤。

功效应用：润肺生津。适用于鼻咽癌放射疗法(一般简称放疗)后的口干咽燥症。

天花粉粥

材料

天花粉30克，粳米100克

调味料：盐适量

做法

1. 粳米洗净，用冷水浸泡30分钟，捞出，沥干水分。
2. 将天花粉用温水略泡，洗净。
3. 将天花粉放入锅中，加适量水，煮沸约20分钟，滤去药渣。
4. 加入粳米，用旺火煮开后改小火，续煮至粥成，下盐调味，即可盛起食用。

用法

食粥。

功效应用：和胃生津。适用于津液不足引起的口干口渴等。

山药天花粉汤

材料

生切山药30克、天花粉30克、猪瘦肉100克

调味料：盐适量

做法

1. 山药、天花粉洗净，备用。
2. 瘦肉洗净、切块备用。
3. 将山药、天花粉、瘦肉放入锅中，加适量水煮约30分钟，加盐即成。

用法

饮汤，食肉。

功效应用：健脾益气，清热降糖。适用于气阴虚弱的糖尿病。

芦根

归经 入肺、胃经。

性味 性寒，味甘。

选购要点

芦根以鲜品为佳，
但现在中药店一般只卖干芦根。
鲜芦根以条粗、均匀、色黄白、
有光泽、无须者为佳。
干芦根为扁圆柱形，
节处较硬，节间有纵向皱纹，
其余特征同鲜芦根。

保存要点

干芦根置于干燥处
保存；鲜芦根埋于
湿沙保存。

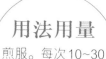

用法用量

煎服。每次10~30
克，鲜品可加大
剂量。

功效 清热生津，除烦止呕。

应用
1. 肺热咳嗽、肺痈、热病烦渴及消渴症。
2. 湿热阻滞中焦所致的热淋及呕吐等。

注意事项 脾胃虚寒者不宜。

芦根竹茹汤

1~2人量

材料

鲜芦根60克，鲜竹茹50克
调味料：蜂蜜适量

做法

1. 将鲜芦根、鲜竹茹洗净切碎。
2. 将鲜芦根、鲜竹茹放入锅内，加入水，水沸后改慢火再煮20分钟，去渣。
3. 加入蜂蜜和匀即成。

用法

饮汤。

功效应用：清热，生津，止呕。适用于鼻咽癌放射疗法后的口干咽燥症及胸闷作呕者。

生芦根粥

1人量

材料

生芦根30克，粳米50克
调味料：盐适量

做法

1. 将粳米淘净，芦根洗净。
2. 把芦根放入锅内，加水适量，用武火烧沸后，转文火煮10分钟，去渣留汁，待用。
3. 粳米、芦根汁放入另一锅内，用武火烧沸后，转用文火煮烂成粥，下盐调味即可。

用法

食粥。

功效应用：和胃生津，清热止呕。适用于胃热引起的呕吐。

芦根寄生瘦肉汤

2人量

材料

猪瘦肉100克，芦根30克，桑寄生60克
调味料：盐适量

做法

1. 各材料洗净，备用。
2. 猪瘦肉、芦根、桑寄生同放入锅中，加水适量，煲约30分钟，去渣。
3. 加盐调味。

用法

饮汤。

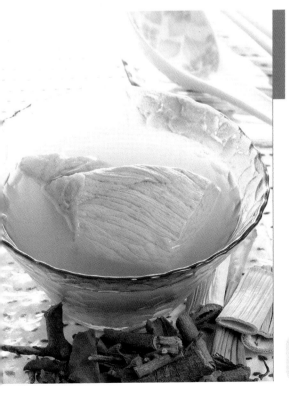

功效应用：益气生津，调养肝肾。适用于气短乏力、口干咽燥、腰膝酸软。

葛根

性味　归经

归胃、膀胱经。

性凉，味甘、辛。

选购要点

以块肥大、质坚实、色白、粉性足、纤维少者为佳。

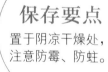

保存要点

置于阴凉干燥处，注意防霉、防蛀。

用法用量

煎服。10~15克；大剂量可用至30克。

功效

透疹止泻，升阳解肌，除烦止渴。

应用

1.外感发热头痛、烦热消渴、泄泻。

2.高血压、心绞痛、痢疾、耳聋等。

注意事项

胃寒、夏日表虚汗多者不宜服。

葛根绿豆菊花粥

材料

粳米100克，绿豆60克，菊花10克，葛根30克

做法

1. 将菊花装入纱袋扎口，放入锅内加水煮汁，去纱袋留汁。
2. 将绿豆洗净，用水浸泡30分钟。粳米淘洗净。
3. 将绿豆放入锅内，加入适量水煮沸，用文火熬煮至绿豆开花。
4. 加入粳米、葛根煮沸，加入菊花汁，煮至米熟烂。

用法

饮粥，食葛根。

> 功效应用：清热生津，降压降糖。适用于高血压、冠心病、中老年性糖尿病、慢性脾虚燥热等。

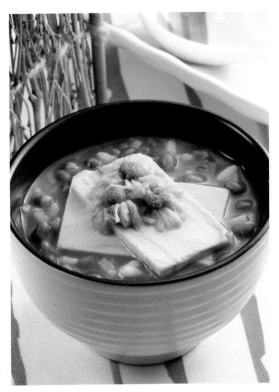

猪胰止渴汤

材料

猪胰脏100克，黄芪18克，山药(干)30克，葛根15克，葱末、姜末各适量，黄酒少许

调味料：盐适量

做法

1. 黄芪、葛根洗净，入锅加水先煎约30分钟，留液去渣。
2. 猪胰脏洗净后与山药同时入锅，加入药汁、盐、葱末、姜末、黄酒，在大火上烧沸后，转文火煮熟。

用法

饮汤，食山药、葛根。

> 功效应用：益气养阴。适用于气阴虚弱的糖尿病。

葛根薏苡仁粥

材料

葛根90克，薏苡仁30克，粳米30克

调味料：盐适量

做法

1. 将葛根去皮，洗净，切片。
2. 生薏苡仁、粳米洗净。
3. 把全部用料放入锅内，加水适量，文火煮成稀粥，下盐调味即可食用。

用法

饮粥，适量食葛根、薏苡仁。

> 功效应用：解肌祛湿，清热生津。适用于热盛或湿盛所致头晕头胀、胸闷心烦、口苦咽干、肢体麻木、小便不利、高血压、冠心病等。

鱼腥草

性微寒，味辛。

归经
入肺经。

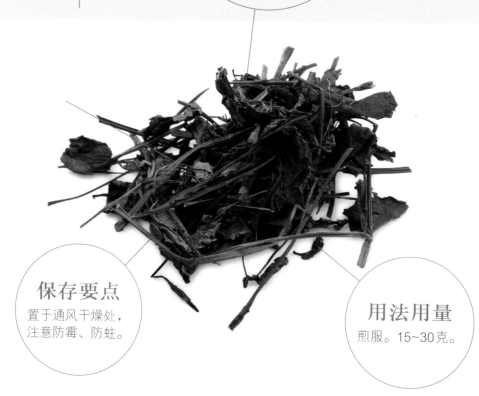

选购要点
以叶多、色绿、有花穗、
鱼腥气味浓、
无泥土等杂质者为佳。

保存要点
置于通风干燥处，
注意防霉、防蛀。

用法用量
煎服。15~30克。

功效
清热解毒，消痈排脓，利尿通淋。

注意事项
虚寒证及阴性外疡者不宜服。

应用
1. 热毒壅结之痈、咯吐脓血。
2. 热咳嗽痰稠等。
3. 热毒痈疮疔肿。
4. 湿热淋证或湿热泻痢。
5. 现代研究认为，鱼腥草有抑菌、抗病毒、提高免疫力的作用。

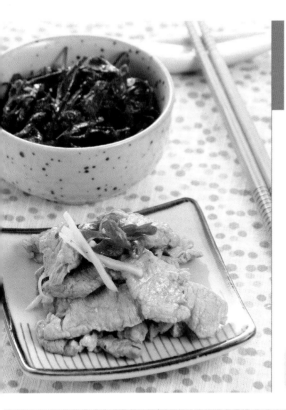

鱼腥草炒肉片

材料

猪瘦肉200克，鱼腥草20克，红辣椒干适量
腌料：姜丝、玉米淀粉、豉油各适量
调味料：盐、油各适量

做法

1. 猪瘦肉洗净，切成薄片，调入腌料，腌5分钟。
2. 鱼腥草洗净，切成小段。
3. 热锅下油，把红辣椒干放入油中迅速炒呈熟色；再将腌好的肉片入锅煸炒，加入其他材料煸炒2分钟后调入盐，炒匀即可。

用法

食肉。

> 功效应用：健脾益气，清热解毒。适用于肺热气虚之咳嗽气短。

蒜泥拌鱼腥草

材料

鱼腥草100克
调味料：大蒜30克，砂糖4茶匙，醋、芝麻油各2茶匙，豉油、盐各适量

做法

1. 把大蒜去皮，捣成蒜泥；鱼腥草洗净，除去黄叶、老根。
2. 把鱼腥草放碟内，加入调味料，拌匀即成。

用法

每日1次，佐餐食用。

> 功效应用：清热解毒，利尿消肿。适用于肺热气促、小便不利、四肢浮肿者。

鱼腥草海蜇拌莴苣

材料

鲜鱼腥草100克，生菜300克，海蜇100克
调味料：豉油、大蒜茸各2茶匙，盐、姜茸、葱茸、醋、芝麻油各1茶匙

做法

1. 把鱼腥草洗净，去掉黄叶及老化部分；海蜇洗净，煮熟，切丝。
2. 将生菜摘去黄叶，洗净，切细丝，加入盐2克，腌渍20分钟，用手挤干水分，待用。
3. 把海蜇、鱼腥草、生菜放碟内，下调味料拌匀即成。

用法

佐餐食用。

> 功效应用：清热解毒，利湿排脓。用于急性黄疸型肝炎兼咳吐黄痰、小便黄且少者。

栀子

性味 性寒，味苦。

归经 归心、肝、胃、三焦经。

选购要点
以个小、完整、皮薄、仁饱满、内外色红黄褐者为佳。

保存要点
置于通风干燥处，注意防霉、防蛀。

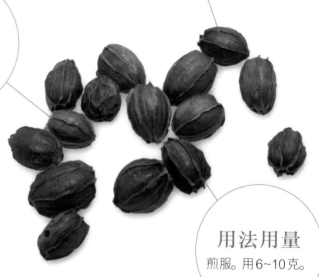

用法用量
煎服。用6~10克。

功效 清热除烦，清利湿热，凉血止血，消肿止痛。

注意事项 本品性寒味苦，脾虚便溏食少者忌用。

应用
1. 热病所致的发热、心烦、神昏谵语等。
2. 肝胆湿热的发黄及膀胱湿热的小便赤痛。
3. 血热所致的吐血、鼻出血、尿血。
4. 跌打损伤、烫伤、烧伤，消肿止痛。

栀子杏仁猪肺汤

材料

栀子6克，桑白皮10克，南北杏少许，蜜枣3粒，猪肺1个

调味料：盐适量

做法

1. 猪肺喉部套在水龙头上，灌入清水反复洗净至猪肺变成白色。
2. 将猪肺切成块状，放入滚水中煮5分钟，捞起洗净备用。
3. 栀子、南北杏、桑白皮和蜜枣洗净。
4. 汤煲加入适量清水煮沸，放入全部材料用中火煲2小时，下盐调味即可。

用法

饮汤食猪肺。

功效应用：清肺止咳。适用于肺热咳嗽、痰黄口干者。

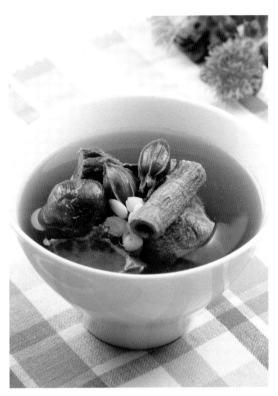

栀子灯芯粥

材料

粳米30克，灯芯草6克，栀子3克

调味料：盐适量

做法

1. 先煎栀子、灯芯草，煎约30分钟取汁去渣。
2. 加入粳米共煮成粥，下盐调味即可。

用法

食粥。

功效应用：清热泻火。适用于口舌生疮、烦躁不宁。

栀子菊花茅根粥

材料

栀子10克，菊花15克，鲜茅根30克，粳米50克

调味料：红糖少许

做法

1. 将菊花和鲜茅根洗净，用适量清水煎煮，滤渣取汁。
2. 栀子捣烂成细末，备用。
3. 粳米淘洗净，加入菊花茅根汁，煮成稀粥。
4. 待粥将成时，调入栀子末稍煮，再加入红糖拌匀即成。

用法

食粥。

功效应用：清肝明目，凉血止血。适用于目赤肿痛、小便赤痛、尿血、鼻出血等。

薄荷

归经 入肺、肝经。

性味 性凉，味辛。

选购要点
以叶多、色深绿、气味浓者为佳。

保存要点
置于阴凉干燥处，注意防霉、防蛀、防止挥发性成分流失。

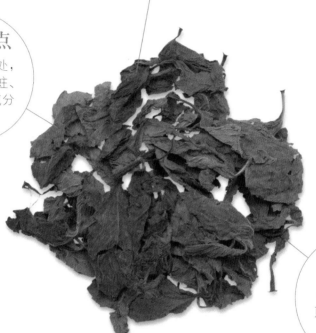

用法用量
煎服。3~6克。

功效 疏散风热，清利咽喉，疏肝明目，透疹。

注意事项 体虚多汗者不宜使用。

应用

1. 风热表证、身不出汗、头痛目赤、咽喉肿痛诸证。
2. 肝郁胁痛。
3. 麻疹初起、疹出不畅及风疹瘙痒。
4. 中暑、疮疡肿毒、痔疮等。
5. 现代研究认为，薄荷对革兰氏阳性、阴性球菌、杆菌及多种病毒有一定的抑制作用。

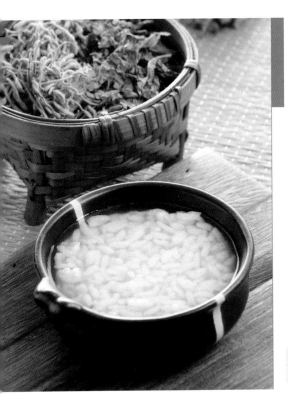

薄荷粥

1人量

材料

薄荷15克，金银花10克，粳米100克
调味料：砂糖适量

做法

1. 粳米淘洗干净，浸泡30分钟，沥干水分。
2. 薄荷、金银花分别去杂质，淘洗干净。
3. 薄荷、金银花一起放入锅内，加适量冷水煎煮10分钟，滤渣取汁。
4. 将粳米放入药汁中，加冷水适量，先用旺火烧沸，然后改小火煮至米烂粥稠。
5. 食用前调入砂糖拌匀即可。

用法

食粥。

功效应用：疏风清热，生津和胃。适用于风热袭表引起的头痛、目赤口干等。

薄荷茶

1人量

材料

薄荷4克，茶叶5克
调味料：砂糖适量

做法

1. 先将薄荷叶去除杂物，去除老叶、黄叶，用水洗净，沥干，备用。
2. 将茶壶用水洗净，将茶叶倒入茶壶内，加入刚煮沸的开水，把壶内的茶水倒掉，加入薄荷叶，倒入沸水，稍泡几分钟。
3. 在茶壶内加砂糖，不时饮服。

用法

饮茶，频频饮水。

功效应用：疏风清热。适用于风热型咽痛、头痛。

薄荷番茄汤

1人量

材料

薄荷100克，番茄100克
调味料：盐适量

做法

1. 将薄荷洗净，切短段。番茄洗净，切丁。
2. 汤锅置旺火上，加水600毫升，烧滚后加入番茄、薄荷，汤滚后下盐调味即可。

用法

饮汤，食番茄。

功效应用：利咽生津，健胃消食。适用于咽干鼻热、口渴心烦、胃口欠佳者。

菊花

归经 | 归肝、肺经。

性味 | 性微寒，味辛、甘、苦。

选购要点

以花朵完整、颜色新鲜、气清香、少梗叶者为佳。

保存要点

置于阴凉干燥处，注意防霉、防蛀。

用法用量

煎服或泡茶饮。6~15克。

功效 疏散风热，清肝明目，清热解毒，平抑肝阳。

注意事项 脾胃虚寒、腹泻便稀者不宜食。

应用

1. 外感风热、发热、恶寒、头痛等。
2. 目赤肿痛。
3. 疮疡肿痛等。
4. 肝风头痛及肝阳上亢头痛、眩晕等。
5. 临床还常用于冠心病、高血压及高脂血症等。

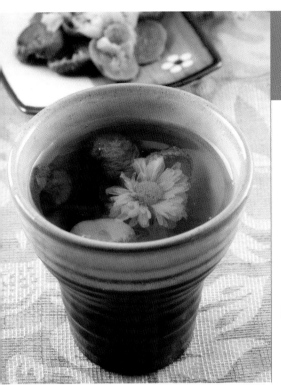

菊花山楂茶

材料

菊花15克，山楂20克

做法

洗净材料，用水煎或开水冲泡10分钟即可。

用法

饮茶。每日1次。

Tips 现代研究发现，菊花有降压、抗衰老作用。山楂可以降胆固醇，止疼痛。

功效应用： 健脾，消食，清热，降脂。适用于冠心病、高血压、高脂血症、肥胖等。

菊花茶粥

材料

菊花5克，粳米100克
调味料：冰糖20克

做法

1. 粳米洗净，用水浸泡半小时，捞起，沥干水分。
2. 锅中加入水约1000毫升，将粳米放入，先用旺火烧沸。搅拌几下，然后改小火慢煮。
3. 菊花用热开水（80℃）浸泡备用。
4. 待米烂粥稠时，将菊花茶和冰糖一起加入。继续用小火慢煮3分钟，即可。

用法

食粥。

功效应用： 清肝明目，生津止渴。适用于外感风热引起的目赤肿痛、口干咽燥、头痛、头晕等。

菊花鱼片火锅

材料

鲩鱼300克，鲜菊花20克，干菊花20克，葱段适量，姜2片，火锅鸡汤800毫升
调味料：豉油、五香粉、盐各适量

做法

1. 将干菊花用温水泡15分钟，把鲜菊花洗净，把洗好的鲩鱼切成片。
2. 把鱼片放入火锅鸡汤内，加入姜片和葱段，把调味料放入火锅鸡汤里搅匀，用文火将鱼片煮5分钟左右。
3. 把鲜菊花的花瓣均匀地撒在火锅里，放入泡好的干菊花，用文火煮2分钟即成。

用法

饮汤，食鱼。

功效应用： 清肝明目，益气补虚。适用于气短乏力、胃口欠佳、眼蒙目涩者。

桑叶

归经 归肺、肝经。

性味 性寒，味苦、甘。

选购要点
以叶大、色黄绿、
质脆、无杂质、
无杀虫剂污染者为佳。

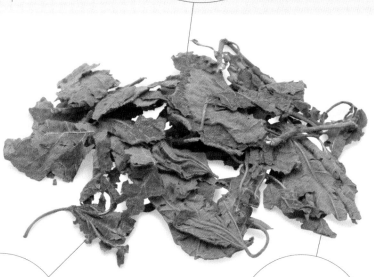

保存要点
置于通风干燥处，
注意防霉、防蛀、
防尘。

用法用量
煎服。6~15克。

功效 疏散风热，清肺润燥，清肝明目。

注意事项 桑叶未经霜者，服之可引起呕吐恶心等不良反应，故以冬季霜打后采集者为佳。

应用

1. 外感风热所致发热、咳嗽、头痛头昏及咽喉肿痛等证。
2. 肺热燥咳。
3. 目赤肿痛、头痛眩晕。
4. 现代研究认为，桑叶具有降血糖、降血脂及降血压等作用。

桑菊薄荷饮

材料

桑叶6克，菊花6克，薄荷4克，苦竹叶30克，白茅根30克

做法

1. 将桑叶、菊花、苦竹叶、白茅根和薄荷分别去除杂物，用水洗净，沥干水。
2. 把桑叶、菊花、苦竹叶、白茅根、薄荷叶一齐放茶壶内，用沸开水泡10~15分钟，即成。

用法

饮茶。

功效应用：疏风清热，清心降火。适用于外感风热引起的咽喉肿痛、咳嗽、心烦目赤等。

润肺药蛋

材料

鸭蛋2只，桑叶30克，百合20克，川贝5克

调味料：盐适量

做法

1. 将桑叶洗净，用水煎。
2. 取汁100毫升，下川贝、百合（洗净），隔水炖至百合熟。
3. 打入鸭蛋，加盐，稍沸即成。

用法

饮蛋汤。

功效应用：清肺化痰，润燥止咳。适用于燥热咳嗽。

桑杏猪肺汤

材料

桑叶6克，南北杏6克，猪肺60克，姜1片，蜜枣1粒，油、姜、葱各适量

调味料：盐适量

做法

1. 用水龙头对着猪肺喉冲洗，冲至发胀后放出水，如此重复几次。猪肺切块。
2. 烧热锅，用油及姜、葱爆香猪肺，爆至收干水捞起。
3. 将桑叶、南北杏、猪肺、姜片、蜜枣一同倒进煲内，待煮好后加盐调味即可。

用法

饮汤，食猪肺。

 Tips 不要买鲜红色的猪肺，此颜色有可能是发炎引起的充血，最好选择颜色稍淡的猪肺。

功效应用：润肺止咳。适用于肺燥咳嗽、口干咽燥、少痰或无痰等。

柴胡

性味 性微寒，味苦、辛。

归经 归肝、胆、三焦、心包经。

选购要点

以主根粗长、须根少、质地柔软者为佳。

保存要点

置于通风干燥处，注意防霉、防蛀。

用法用量

煎服。3~10克。

功效

解表，退热，疏肝解郁，升举阳气。

应用

1. 感冒、发热等。
2. 寒热往来、疟疾等。
3. 肝气郁结引起的胁肋疼痛、月经不调等。
4. 气虚下陷、久泻脱肛、子宫下垂等。

注意事项

肝阳上亢、肝风内动、阴虚火旺及气机上逆者不宜用或慎用。

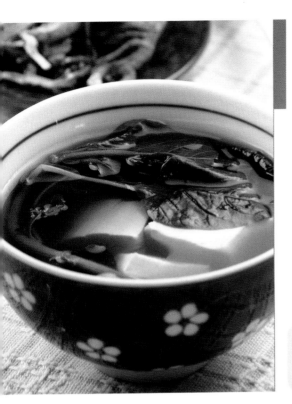

柴胡苋菜豆腐汤

材料

豆腐150克，苋菜(紫色)120克，柴胡10克
调味料：盐、芝麻油各适量

做法

1. 柴胡用水洗净。
2. 豆腐切成小方块；苋菜摘去嫩梗及叶，洗净沥干。
3. 锅中倒入5碗水，放入柴胡煮约20分钟，去渣留汁。
4. 在剩约4碗的柴胡汁中放入豆腐和苋菜，继续煮3~4分钟。
5. 加盐和芝麻油调味即可。

用法

饮汤，食豆腐。

功效应用：疏肝清肝，和中益气。适用于肝胃不和之口苦咽干、胸胁胀闷、胃口欠佳、便秘等。

蛇舌草柴术炖龟

材料

乌龟1只，柴胡9克，白术15克，白花蛇舌草30克
调味料：盐适量

做法

1. 乌龟去内脏，清洗干净。
2. 将白花蛇舌草、柴胡、白术洗净，煎汤去渣。
3. 药汁中加入乌龟肉炖熟，下盐调味即可。

用法

饮汤，食龟肉。

功效应用：解毒滋阴，调和肝脾。适用于毒蕴阴虚、肝脾不和的鼻咽癌、肺癌调治。

柴郁莲子粥

材料

柴胡、郁金各10克，莲子(去心)15克，粳米100克
调味料：砂糖适量

做法

1. 各材料分别洗净。
2. 莲子捣成粗末。
3. 将柴胡、郁金放入锅中，加适量水煎煮，去渣留汁；加入莲子、粳米煮粥，等粥熟时，加入砂糖调味即成。

用法

食粥。

功效应用：疏肝解郁，健脾益气。适用于肝郁脾虚引起的胸胁胀满、喜叹息、胃口欠佳等。

生地黄

归经 归心、肝、肾经。

性味 性寒，味甘、苦。

选购要点
以块大体重，断面乌黑，质柔油润，味甜者为佳。

保存要点
置于通风干燥处，注意防霉、防蛀。

用法用量
煎服。10~30克。

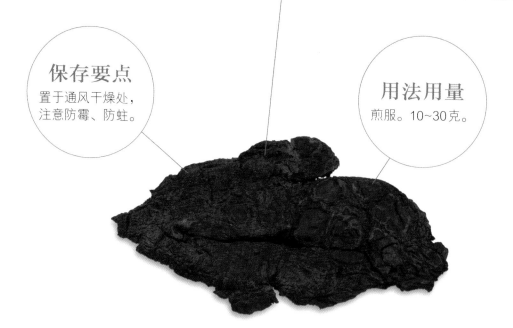

功效
清热凉血，滋阴生津。

注意事项
脾虚有湿、腹满便溏者不宜服。

应用
1. 热病热邪入营、舌绛口渴，或身发斑疹，或阴虚火旺、咽喉焮肿。
2. 血热妄行引起的吐血、鼻出血等。
3. 阴虚血少、低热不退、消渴或月经不调、阴伤便秘。
4. 荨麻疹、皮癣风痒等。

当归生地羊肉汤

材料

羊肉200克,当归20克,生地黄30克

调味料:盐适量

做法

1. 各材料分别洗净。
2. 将当归、生地黄、羊肉放入锅中,加水适量。
3. 用大火煮沸后转小火,煮至肉烂,加盐调味即可。

用法

饮汤,食肉。

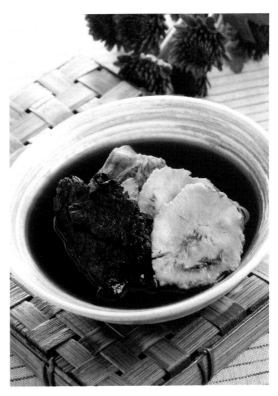

功效应用:益气养血,和血止血。适用于气血虚弱、凝血功能发生障碍所致的经血过多、崩漏等。

生地粥

材料

生地黄50克,粳米50克

调味料:盐适量

做法

1. 先将生地黄洗净,切片,加水煎煮1小时。
2. 去渣后与淘洗干净的粳米一同煮成稀粥,下盐调味即可。

用法

食粥。

功效应用:清热凉血。适用于阴虚内热引起的潮热心烦、咽喉干痛、鼻出血、牙出血等。

枸杞生地排骨汤

材料

猪排骨(大排)500克,枸杞子15克,生地黄15克,葱适量

调味料:盐适量

做法

1. 枸杞子、生地黄洗净,备用。葱切花,备用。
2. 将生地黄放入砂锅内,加入适量水煎汁后去渣。
3. 将猪排骨、枸杞子放入砂锅,共煨炖至肉烂熟。
4. 加入葱花、盐调味即成。

用法

饮汤,食排骨。

功效应用:补肾健骨,养肝明目。适用于肾虚劳损、痿弱不仁、目干眼涩、迎风流泪等。

玄参

归经 归肺、胃、肾经。

性味 性寒，味苦、甘、咸。

选购要点
以个肥大、皮细、质坚实、断面乌黑色而油润者为佳。

保存要点
置于通风干燥处，注意防霉、防蛀。

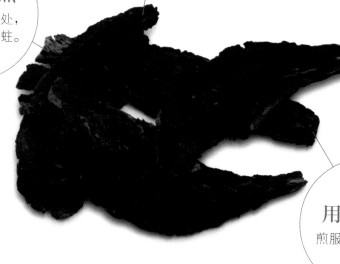

用法用量
煎服。9~15克。

功效 清热凉血，滋阴解毒。

注意事项
1. 本品性寒而滞，凡脾胃虚寒、食少便溏者不宜应用。
2. 不宜与藜芦同服用。

应用
1. 温病热入营血，症见身热夜甚、心烦不寐、谵语神昏、舌绛等。
2. 血热毒盛之发斑、斑疹紫黑等。
3. 用于热毒壅结之咽喉肿痛，以及痈肿疮毒、瘰疬痰核等。
4. 津亏肠燥之便秘症。
5. 现代研究认为，玄参具有扩张血管、降低血压、轻度降血糖等作用。

玄参猪肝汤

材料
猪肝300克，玄参15克，水淀粉适量

调味料：砂糖、豉油、黄酒、葱段、姜片、盐各适量

做法
1. 玄参切片，洗净；猪肝洗净。
2. 玄参用纱袋包好，加水适量煮1小时。加入猪肝煮10分钟后捞出，切片备用。
3. 将油锅烧热，放入姜片、葱段煸炒，再放入猪肝，加调味料和猪肝原汤，用水淀粉勾芡，加盐调味即可。

用法
佐餐食用。

功效应用：滋阴补血，养肝明目。用于阴虚火旺所致的目涩昏花、目赤眼蒙等。

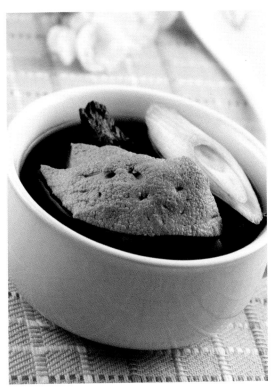

金银花玄参茶

材料
金银花15克，当归9克，蒲公英6克，玄参12克

做法
将金银花、当归、蒲公英、玄参洗净，加适量水同煎。

用法
饮茶。

功效应用：清热解毒，养血滋阴。适用于外感风热兼阴血虚弱引起的疲倦乏力、面色无华、咽喉肿痛等。

玄参天冬赤芍饮

材料
玄参、天冬、赤芍各15克，山楂、生石膏各20克，桑白皮、白芷各10克，白花蛇舌草30克

调味料：蜂蜜适量

做法
将以上前8味药材洗净，加适量水煎汁，取汁调入蜂蜜。

用法
代茶饮，每日1次。

功效应用：滋阴清热，活血消疮。适用于阴虚内热引起的痤疮。

153

蒲公英

性味 性寒，味苦、甘。

归经 归肝、胃经。

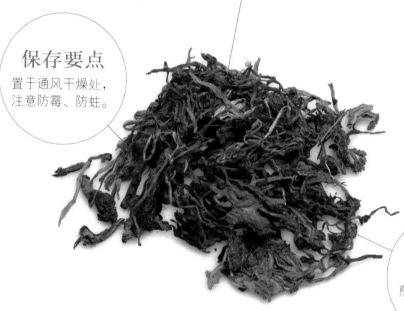

选购要点
以叶多、色绿、根完整者为佳。

保存要点
置于通风干燥处，注意防霉、防蛀。

用法用量
煎服。10~30克。

功效	清热解毒，消肿散结，利湿通淋，清肝明目。

注意事项	阳虚外寒、脾胃虚弱者不宜服。

应用

1. 乳痈肿痛、疔疮热毒、肺痈咳吐脓血痰。
2. 湿热黄疸、热淋涩痛。
3. 肝火上炎引起的目赤肿痛。

蒜茸蒲公英

材料

蒲公英250克

调味料：蒜茸1茶匙，盐半茶匙，香醋2茶匙，芝麻油1汤匙

做法

1. 蒲公英洗干净后切成段，用沸水焯一会儿，沥干水分。
2. 将调味料放入盛器内，拌匀后，放入蒲公英拌匀即成。

用法

食蒲公英。

功效应用：清热解毒，消肿散结。适用于热毒盛引发的乳痈肿痛、目赤肿痛等。

海蜇蒲公英

材料

海蜇150克，蒲公英200克，姜丝适量

调味料：砂糖1汤匙，香醋1.5汤匙，盐、芝麻油各适量

做法

1. 海蜇切成丝，放入80℃的热水锅中焯一下迅速捞出，放在冰水中浸泡，至无咸味时捞出沥干水分。
2. 蒲公英洗干净后，切丝，余水备用。
3. 将调味料混合制成糖醋味汁后，将蒲公英丝和姜丝放入，拌匀后放在盘内，余汁同海蜇丝拌一下，放在蒲公英上即成。

用法

食海蜇及蒲公英。

功效应用：清热解毒，散结消肿。适用于热毒盛引发的淋巴肿痛等。

蒲公英蛋花羹

材料

蒲公英100克，鸡蛋1个，火腿肠半根，绍酒6毫升，上汤（或水）600毫升，芝麻油10毫升，鸡精、水淀粉、盐各适量。

做法

1. 分别将洗净的蒲公英及火腿肠切成细丝，鸡蛋打散。
2. 净锅内倒入上汤（或水），并置于火上，汤（或水）沸腾后，下入火腿肠丝，至火腿肠丝浮起时下入蒲公英丝，并淋入鸡蛋液，沸腾后用水淀粉勾芡，下盐调味，迅速离火盛在汤碗内，淋上芝麻油即成。

用法

食蒲公英及蛋花。

功效应用：清热养阴。适用于热盛阴虚引起的口苦咽干、目赤肿痛等。

金银花

性味 归经

性寒，味甘。

归肺、心、胃经。

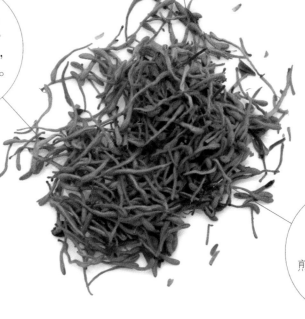

选购要点

以身干、无叶梗、花蕾多、
色黄白、肥嫩、
气清香者为佳。

保存要点

置于通风干燥处，
注意防霉、防蛀。

用法用量

煎服。10~15克。

功效

清热解毒，疏散风热，凉血止痢，清热
解暑。

注意事项

脾胃虚寒及气虚疮疡脓清者不宜服。

应用

1. 疮痈肿毒、咽喉肿痛。
2. 外感风热或温病初起。
3. 热毒引起的泻痢便血（粪便中夹有黏液
   和血液）。
4. 暑热烦渴，以及小儿热疖、痱子等。

金银花苦瓜汤

材料

苦瓜50克，金银花15克

调味料：盐适量

做法

1. 将苦瓜洗净切开，去瓤和子。金银花洗净。
2. 苦瓜与金银花一起放入锅中，加水适量，煎汤饮用，下盐调味即可。

用法

饮汤，食苦瓜。

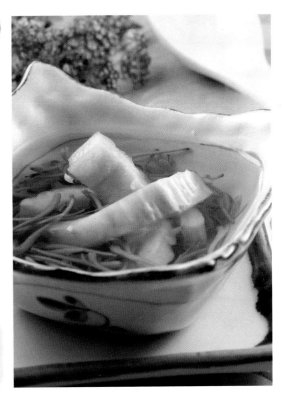

功效应用：清心祛火，利尿通淋，明目解毒。适用于伤暑身热、热天烦渴、小便少而红、眼睛红等。

金银花粥

材料

金银花30克，粳米100克

调味料：砂糖适量

做法

1. 粳米洗净，用水浸泡半小时，捞出，沥干水分。
2. 将金银花择洗干净。
3. 取锅加入水、粳米，先用旺火煮沸，再改用小火煮至粥将成时，加入金银花，待沸，用砂糖调味，即可盛起食用。

用法

食粥。

功效应用：清热解毒。适用于热毒盛引起的疮痈肿毒、咽喉肿痛。

银花饮

材料

金银花20克，山楂10克

调味料：蜂蜜适量

做法

1. 各材料洗净。
2. 将金银花、山楂放入砂锅内，加水适量，置急火上烧沸，5分钟后取药液一次。
3. 再加水煎熬一次取汁，将两次药液合并，放入蜂蜜，拌匀即成。

用法

饮茶。

功效应用：清热解毒，消食和胃。适用于外感风热所致感冒初期。

连翘

归经 归肺、心、胆经。

性味 性微寒，味苦。

选购要点

青翘以色较绿、
不开裂者为佳；
老翘以色较黄、
瓣大、壳厚者为佳。

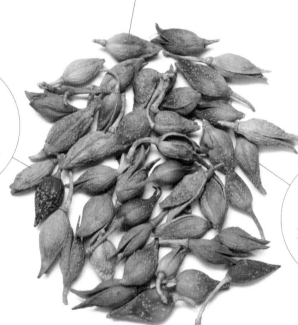

保存要点

置于通风干燥处，
注意防霉、防蛀。

用法用量

煎服。6~15克。

功效 清热解毒，消肿散结，疏散风热，清心利尿。

应用
1. 疮疡肿毒、瘰疬、丹毒、乳痈等。
2. 外感风热或温病初起，以及热病有高热、烦躁、口渴或发斑疹等。
3. 热淋涩痛。

注意事项 脾胃虚寒及气虚疮疡脓清者不宜服。

甘草银翘汤

材料

金银花、连翘、大青根、芦根、甘草各9克

做法

各材料洗净，用水煎汁。

用法

每日1次，连服3~5天，可预防流感。

功效应用：**清热解毒。适用于预防感冒。**

连翘赤芍茶

材料

连翘、赤芍、蒲公英各3克

做法

各材料洗净，放入保暖杯中，加入适量热开水，闷泡20分钟，滤渣取汁。

用法

饮茶。

功效应用：**清热解毒。适用于热毒偏盛引发的皮肤脓疮。**

银翘粥

材料

鲜金银花50克（干品30克），连翘10克，糯米20克
调味料：冰糖适量

做法

1. 将金银花、连翘、糯米洗净，备用。
2. 金银花、连翘放入锅中，加水适量，煮液去渣。
3. 金银翘液中加入糯米，先大火煮沸，再改小火煮至粥成，下冰糖调味。

用法

食粥。

功效应用：**清热解毒，和中益气。适用于预防流感。**

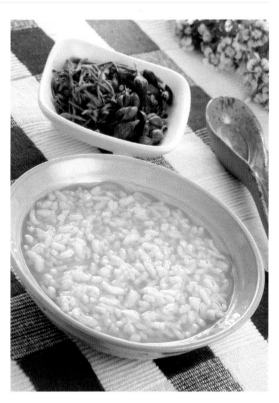

地骨皮

归经 归肺、肝、肾经。

性味 性寒，味甘、淡。

选购要点
以块大、肉厚、
无木心与杂质者为佳。

保存要点
置于通风干燥处，
注意防霉、防蛀。

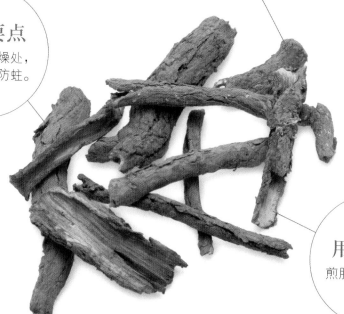

用法用量
煎服。6~15克。

功效 清肺降火，清热凉血，退虚热。

应用
1. 肺热咳嗽、气喘或痰中夹血等。
2. 血热妄行、吐血、鼻出血、尿血等。
3. 阴虚引起的低热不退等。

注意事项 脾虚便溏者不宜服。

地骨炖老母鸡

材料

老母鸡1只，鲜地骨皮60克

调味料：盐适量

做法

1. 将老母鸡洗净，鲜地骨皮洗净切段。
2. 鲜地骨皮与老母鸡同放入砂锅中，加适量水，用大火煮开后，改小火炖2.5小时，下盐调味即可。

用法

饮汤，食鸡。

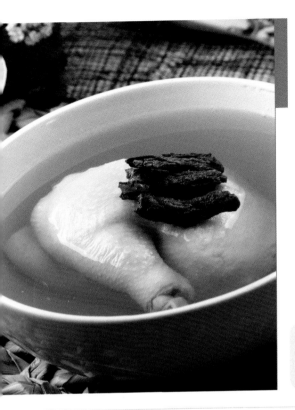

功效应用：健脾补肾，清热降火。适用于脾肾虚弱、虚火上炎引起的疲倦乏力、腰膝酸软、低热不退等。

地骨皮粥

材料

粳米100克，地骨皮30克，桑白皮15克，麦冬10克

调味料：盐适量

做法

1. 地骨皮、桑白皮、麦冬洗净，放入砂锅浸泡20分钟，煎20分钟，去渣取汁。
2. 粳米淘洗净，加适量水和药汁煮为稀粥，下盐调味即可。

用法

食粥。

功效应用：清肺凉血，生津止渴。适用于糖尿病、高血压、体形消瘦者。

枸杞菜梗瘦肉汤

材料

枸杞叶320克，猪瘦肉150克，鳖甲30克，地骨皮15克

调味料：盐适量

做法

1. 各材料洗净。
2. 猪瘦肉和鳖甲分别汆水备用。
3. 烧滚一锅水，下枸杞叶连梗一起煲。
4. 将地骨皮、鳖甲及猪瘦肉放入锅中，再加入6碗水煲2.5小时，下盐调味即可饮用。

用法

饮汤，食肉。

功效应用：清热降火。适用于肺痨潮热、肺虚、慢性肺炎、身体疲劳、头晕目眩、懒言气短、面红耳赤等。

赤芍

归经 归肝经。

性味 性微寒，味苦。

选购要点
均以条匀粗长而直，
少分支，中不空，
断面粉白色，粉性足，
气微香者为佳。

保存要点
置于通风干燥处，
注意防受热、
受潮。

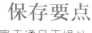

用法用量
煎服。6~15克。

功效

清热凉血，散瘀止痛，清肝明目。

应用

1. 温热病，热入营血、发热、舌绛、身发斑疹，以及血热妄行、吐血、鼻出血等。
2. 经闭、跌扑损伤、疮痈肿毒等。
3. 肝火所致目赤翳障。

注意事项

1. 血寒经闭不宜用。
2. 不宜与藜芦同用。

八珍母鸡汤

材料

母鸡1500克，当归、党参各15克，川芎、白术、赤芍、香附、乌药各10克，炙甘草5克，葱段、姜片各适量

调味料：盐适量，料酒1汤匙

做法

1. 母鸡去内脏，洗净。放入沸水锅内焯3分钟，捞出沥水，切成大块。
2. 各药材洗净，用干净纱袋装好，扎口备用。
3. 药袋、鸡块、姜片、葱段、料酒放入砂锅内，倒入适量水，大火煮沸，撇去浮沫。
4. 转用文火煨至鸡肉烂，放入盐，盛入汤碗内即成。

用法

饮汤，食鸡。

> 功效应用：补益气血，活血通络。适用于气血虚弱、血液循环不畅引起的全身困倦无力、膝痛、腰痛等。

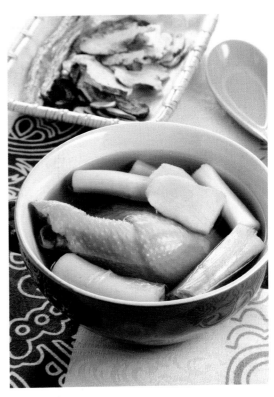

赤芍茅根红枣汤

材料

鲜茅根50克，桂圆肉12克，赤芍10克，红枣5粒

做法

各药材洗净，加适量水共煎汤。

用法

饮汤。

> 功效应用：清热凉血、滋阴清火。适用于血瘀、腹痛、痛疽、疮疡等。

赤芍绿豆汤

材料

猪瘦肉150克，绿豆100克，茯苓20克，紫花地丁15克，赤芍15克

调味料：盐适量

做法

1. 将所有材料洗净，备用。
2. 猪瘦肉氽水，备用。
3. 将8碗水放入瓦煲中，煮沸后放进全部材料，用武火煲至再沸腾，转文火煲2小时，下盐调味即可。

用法

饮汤，食肉。

> 功效应用：清热解毒，祛湿活血。适用于热毒偏盛、湿蕴血滞所致皮肤痈疮、湿疮等。

丹皮

性味 性微寒，味辛、苦。

归经 归心、肝、肾经。

选购要点

以条粗、肉厚、断面色黄白、粉性足、香气浓、亮星多者为佳。

保存要点

置于通风干燥处，注意防霉。

用法用量

煎服。6~12克。

功效 清热凉血，活血散瘀。

注意事项 血虚有寒、月经过多及孕妇不宜用。

应用
1. 温热病、热入营血、高热、舌绛、身发斑疹，血热妄行、吐血、鼻出血、尿血，以及阴虚发热等。
2. 经闭、跌扑损伤、疮痈肿毒、肠痈等。
3. 疮痈肿毒、肠痈等。

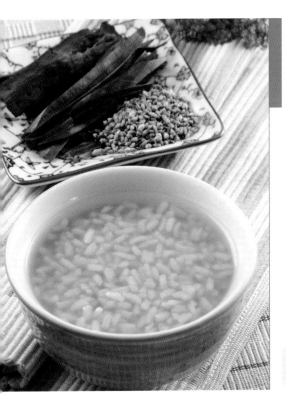

槐花柏叶丹皮粥

材料

槐花50克，侧柏叶15克，丹皮10克，粳米100克

调味料：冰糖30克

做法

1. 各材料分别洗净。
2. 将槐花、柏叶、丹皮加水煮30分钟，去渣，再加入粳米。
3. 待米半熟时入冰糖，煮至熟时食用。

用法

食粥。每日1次，连服10日。

功效应用：清热凉血，活血止血。适用于血热之痔疮出血。

山茱萸丹皮炖甲鱼

材料

甲鱼1只，山茱萸20克，红枣4粒，丹皮8克，葱、姜各适量

调味料：盐适量

做法

1. 将甲鱼去掉头爪和内脏，洗净，余水备用。
2. 砂锅内加适量水，放入甲鱼和其他材料一起炖2小时，下盐调味即可。

用法

饮汤，食甲鱼。

功效应用：滋阴补肾，活血养血。适用于肾阴虚引起的腰膝酸软、潮热夜甚等。

丹皮青蒿茶

材料

丹皮10克，青蒿10克，茶叶3克

调味料：冰糖10克

做法

1. 将丹皮、青蒿洗净，与茶叶同放入保暖杯中。
2. 加滚热开水冲泡，焖焗10分钟，拌入冰糖调味，即可饮用。

用法

饮茶。

功效应用：清热解暑。适用于感受暑邪引起的发热头痛，口渴咽干。

干姜

性味 性热，味辛。

归经 归心、肺、脾、胃经。

选购要点
以质地坚实、外皮灰黄色、内灰白色、断面粉性足、少筋脉、干燥、洁净、不蛀者为佳。

保存要点
置于通风干燥处，注意防潮、防霉、防蛀。

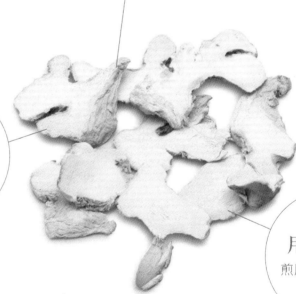

用法用量
煎服。3~10克。

功效 温中散寒，回阳救逆，温肺化饮。

应用
1. 脾胃虚寒、呕吐泄泻、脘腹冷痛。
2. 阴寒内盛、四肢厥冷、脉微弱等。
3. 肺寒咳嗽，痰稀而多，形如白沫。

注意事项 阴虚内热者不宜服，孕妇慎用。

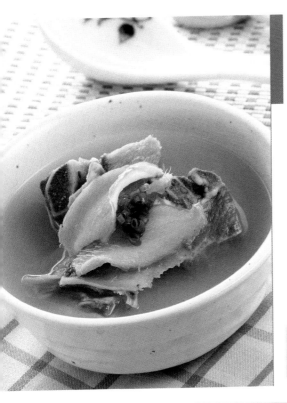

干姜羊肉汤

材料

羊肉（瘦）150克，干姜30克，葱花、花椒粉各适量

调味料：盐适量

做法

1. 干姜洗净；羊肉洗净，切块；同放入锅中用滚水煮5分钟，捞起备用。
2. 将以上材料放入瓦煲内，加入适量水，大火煲滚后，改小火煲至羊肉熟烂，下葱花、花椒粉、盐调味即可。

用法

饮汤，食羊肉。

功效应用：温中散寒，益气补血。适用于脾肾阳虚、气血不足引起的肢冷畏寒、腰膝酸软、小便清长或下肢浮肿等。

干姜粥

材料

干姜3克，高良姜5克，粳米100克

调味料：盐适量

做法

1. 各材料洗净。
2. 先煎干姜、高良姜，取汁去渣。
3. 粳米淘洗干净，加入药汁内，煮至米烂成粥，下盐调味即可。

用法

食粥。

功效应用：温暖脾胃，散寒止痛。适宜于脾胃虚寒、心腹冷痛、呕吐、呃逆、泛吐清水、肠鸣腹泻等。

干姜归地羊肉汤

材料

羊肉500克，当归15克，生地15克，干姜10克，葱段、姜片、蒜茸各适量

调味料：豉油、绍酒各1茶匙，油适量

做法

1. 当归、生地、干姜均洗净。各药材放入锅中，加适量水煎煮至剩下半碗，去渣取汁。
2. 羊肉洗净，切块。烧锅下油，油热后爆香姜片、蒜茸、葱段，把羊肉放入，炒片刻至颜色变白，加入水（以浸没羊肉为宜），放进豉油、绍酒和药汁，焖煮1.5小时，再把3种药材加入共煨；待羊肉熟烂后，弃去当归、生地、干姜，即可食用。

用法

饮汤，食羊肉。

功效应用：益气补血、温中散寒。适用于气血不足、中焦虚寒引起的气短乏力、脘腹冷痛、面色苍白、泛吐清涎等。

肉桂

性味 性热，味辛、甘。

归经 归心、肝、肾、脾经。

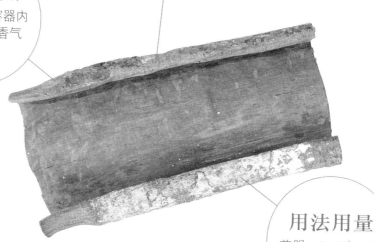

选购要点
以不破碎、皮厚体重、外表面细致、断面色紫、油性大、香气浓厚、甜味浓而微辛、嚼之渣少者为上品。

保存要点
应置于密封容器内保存，防止香气流失。

用法用量
煎服。2~5克，宜后下或焗服。

功效
温火助阳，散寒止痛，温经通脉，引火归源，鼓舞气血生长。

注意事项
1.阳盛阴虚者不宜服用本品。
2.孕妇忌用。

应用
1.肾阳不足、畏寒肢冷、脾阳不振、脘腹冷痛、食少溏泄，以及命门火衰、畏寒肢冷、阳痿、尿频等。
2.久病体弱、气衰血少、阴疽色白、漫肿不溃或久溃不敛等。
3.脘腹冷痛、寒痹腰痛、经行腹痛等。
4.下元虚衰、虚阳上浮之面赤、虚喘、汗出、心悸、失眠、脉微弱者。

苹果肉桂燕麦粥

材料

肉桂粉5克，苹果2个，燕麦片15克，粳米50克，黑葡萄干适量

调味料：蜂蜜适量

做法

1. 粳米淘洗干净；苹果洗净，去皮，切小块。
2. 将粳米放入锅内加适量水，先用武火煮沸，然后改文火熬煮。
3. 待粳米软后加入燕麦片，再煮15分钟，撒上肉桂粉，加入苹果、黑葡萄干。
4. 食用时可调入蜂蜜拌匀。

用法

食粥。

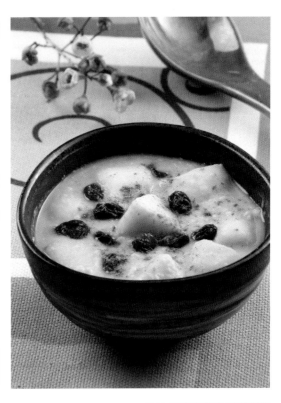

功效应用：温肾润肺。适用于肺肾虚弱所致咳嗽气促、咽干口燥者。

肉桂粥

材料

粳米60克，肉桂粉3克

做法

1. 将粳米淘洗干净，放入瓦煲内，加适量水煮粥。
2. 待米半熟时加入肉桂粉，煮熟即可。

用法

食粥。

功效应用：温肾助阳。适用于肾阳虚弱型前列腺肥大者。

肉桂生姜炖猪小肚

材料

猪小肚300克，肉桂6克，生姜适量

调味料：盐适量

做法

1. 猪小肚洗净；锅内烧水，水沸后加入猪小肚煮5分钟，捞出洗净，切块备用。
2. 生姜切碎；肉桂研末。
3. 将所有材料放入炖盅内，加入适量开水，盖上盅盖，放入锅中，隔水大火炖20分钟，改小火再炖2小时，加盐调味即可。

用法

饮汤，食猪小肚。

功效应用：补肾缩尿。适用于肾虚尿频者。

丁香

性温，味辛。

归肺、胃、脾、肾经。

选购要点

以个大、粗壮、鲜紫棕色、香气强烈、油多者为佳。

保存要点

放缸瓮内盖紧，密藏，宜在30℃以下保存，不使气味散失。

用法用量

煎服。2~5克。

功效　温中降逆，温肾助阳。

应用
1. 胃腹冷痛、呃逆、呕吐。
2. 肾阳不足引起的阳痿、子宫虚冷。

注意事项　阴虚阳亢及胃酸过多者不宜用。

丁香焖鸭

2~3人量

材料

光鸭500克，丁香、肉桂、砂仁、草豆蔻各5克，陈皮3克，姜、葱各适量

调味料：豉油2茶匙、绍酒、糖各1茶匙，油适量

做法

1. 将丁香、肉桂、草豆蔻、砂仁洗净；陈皮洗净，刮去瓤。全部用水浸泡。
2. 将所有药材放入锅中，加入1000毫升水，用武火煮沸后改文火，煎至500毫升，隔渣取汁。
3. 光鸭洗净，沥干水分；用绍酒涂匀鸭腔。
4. 起油锅，用姜、葱爆香鸭，加入适量水，焖煮15分钟后再加入药汁和调味料，焖至鸭肉熟即可。

用法

佐餐食用。

> 功效应用：温中散寒，健胃止痛。适用于脾胃虚寒引起的胃脘冷痛、呕吐反胃、饮食减少。

丁香鱼饺

1~2人量

材料

丁香5克，银鱼干400克，葱茸、姜茸各适量，饺子皮约30张

调味料：酒、盐、油各适量

做法

1. 将丁香、银鱼干洗净，沥干水分。
2. 用大火把锅烧热，下油将丁香及银鱼干炒成金黄色，隔油备用。
3. 用面棍把丁香及银鱼干辗成碎末，放入汤碗内，加入葱茸、姜茸、酒、盐拌匀，做成馅料。
4. 把适量的馅料放入饺子皮里，包成饺子。
5. 锅中倒入适量的水烧沸，放入饺子，煮沸，放入适量凉水，煮沸。
6. 再放入一次凉水，再煮沸后，即可食用。

用法

每次根据自己的食量，食饺子。

> 功效应用：健脾养肝，益气明目。适用于肝脾虚弱所致胃口欠佳、胃腹冷痛、气短乏力、眼蒙眼涩者。

丁香羊肉

3~4人量

材料

羊肉(后腿)600克，丁香9克，豉油150克，糯米酒100克，砂糖30克，尖红辣椒干15克，芝麻油15克，葱段、姜片各适量，盐、油各适量

做法

1. 将羊肉去筋膜，洗净，切成方块。
2. 烧热1/3锅油，放入羊肉块，炸干水分后捞出。
3. 另取一锅，加水1.5升，放入羊肉，用旺火烧沸，转文火慢煮，至羊肉酥烂时捞出。
4. 烧热锅，放入少许油，将辣椒干切成段，下锅煸炒至深红色，加入葱、姜，放入糯米酒，再放入羊肉，加入豉油、砂糖、盐翻炒几下。
5. 丁香用小纱布包好下锅煮片刻，使羊肉着色入味，然后旺火收汁，淋入芝麻油即可。

用法

佐餐食用。

> 功效应用：温中散寒，益气补血。适用于中焦虚寒、气血不足所致脘腹冷痛、疲倦乏力。

胡椒

归经 归胃、大肠经。

性味 性热，味辛。

选购要点

白胡椒以个大、粒圆、坚实、色白、气味强烈者为佳。黑胡椒以个大、粒圆、色黑、皮皱、饱满、气味强烈者为佳。

保存要点

置于阴凉干燥处，注意防香气散失。

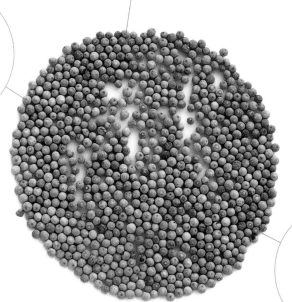

用法用量

煎服。2~4克。

功效

温中散寒，下气消痰。

应用

1.胃寒呕吐、腹痛泄泻等。
2.痰气郁滞引发的癫痫。

注意事项

咳嗽咯血、痔疮、消化道溃疡、咽喉炎症、眼疾等疾病患者要慎服。

胡椒炖老鸭汤

材料

老鸭1500克，猪肘640克，火腿40克，胡椒12克，姜5克

调味料：盐、油各适量

做法

1. 老鸭洗净，去尾及肥脂，沥干水。猪肘洗净。
2. 胡椒、火腿洗净，放入鸭腹腔内，用线缝合。
3. 起油锅，用姜片爆至鸭皮微黄。
4. 全部材料放入炖盅内，加水滚开，隔水小火炖3小时；加盐调味即可供饮用。

用法

饮汤，食鸭肉、猪肘、火腿。

功效应用：养阴润肤，温中开胃。适用于皮肤干燥多皱，胃口欠佳、胃脘癔癔冷痛等。

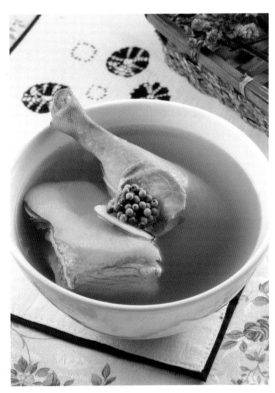

胡椒炒鸡蛋

材料

鸡蛋4个，胡椒粒2克

调味料：盐、油各适量

做法

1. 将鸡蛋打入大碗中，搅匀。
2. 胡椒粒捣碎，加入鸡蛋液中拌匀，下盐调味。
3. 烧热油锅，下蛋液炒熟即可。

用法

佐餐食用。

功效应用：温中散寒，润燥养胃。适用于脾胃虚寒，胃阴不足引起的胃冷隐痛、胃口欠佳、口干咽燥者。

胡椒猪肚

材料

猪肚200克，白胡椒15克

调味料：盐适量

做法

1. 将白胡椒洗净并研碎。
2. 猪肚用盐擦洗干净，然后在沸水中煮10分钟捞起，并用冷水冲洗干净。
3. 把研碎的白胡椒放入猪肚内，并在猪肚内加入少许水，将猪肚扎紧。
4. 将猪肚放入锅中，加入适量水，用大火煮沸，转小火续煮2~3小时，下盐调味即可。

用法

饮汤，食猪肚。

功效应用：温中健脾、和胃消食。适用于脾胃虚寒所致胃脘隐痛、口淡清涎、胃纳欠佳者。

小茴香

性味 性温，味辛。

归经 归肝、肾、脾、胃经。

选购要点
以颗粒均匀、色黄绿、气香浓者为佳。

保存要点
置于阴凉干燥处。

用法用量
煎服。3~6克。

功效 散寒止痛，理气和胃。

应用
1. 寒疝腹痛、睾丸偏坠、胃腹冷痛等。
2. 胃寒呕吐、食少。

注意事项 阴虚火旺者慎食。

小茴香炒蛋

材料

鸡蛋2个，茴香子(小茴香子)6克

调味料：盐、油各适量

做法

1. 将小茴香放入锅中加盐炒至焦黄色，研为细末。
2. 将鸡蛋洗净，打散；加入小茴香末拌匀。油起锅，加入蛋液煎炒，炒熟即成。

用法

佐餐食用。

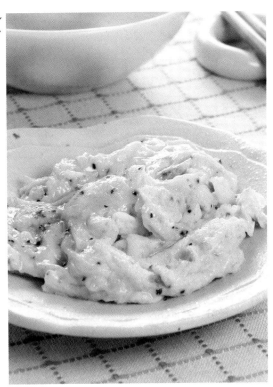

功效应用：温中散寒，理气养胃。适用于胃腹冷痛、胃口欠佳、咽干口燥者。

小茴香大蒜蒸黑鱼

材料

小茴香15克，大蒜12克，黑鱼1条(约300克)，姜、葱、豉油各适量

调味料：绍酒、盐、油各适量

做法

1. 黑鱼刮洗干净。
2. 小茴香洗净；大蒜去衣，切片；姜切片；葱切丝。
3. 把黑鱼放在碟上，加入小茴香、大蒜片、绍酒、姜、盐，隔水蒸熟，取出，倒掉碟子里的水，撒上葱丝，浇上滚油和豉油，即可食用。

用法

佐餐食鱼。

功效应用：健脾益气，温中散寒。适用于中焦虚寒引起的胃口欠佳、腹部冷痛者。

小茴香焖猪舌

材料

猪舌2条，荷兰豆60克，姜2片，茴香子(小茴香子)6克，葱2根(切段)

调味料：生抽2汤匙，绍酒少许，冰糖半汤匙，水3杯，盐、油各适量

芡汁：蚝油1汤匙，豉油、砂糖各半茶匙，生粉、芝麻油、水各适量

做法

1. 将猪舌放入滚水中煮5分钟，取出刮去猪舌薄膜，用清水洗净，沥干水分。
2. 荷兰豆撕去豆侧夹筋，洗净
3. 起油锅，爆香姜、葱，下猪舌，加入调味料及茴香子，煮30分钟盛起，待凉后切件。
4. 荷兰豆用油、盐水炒熟，盛碟，备用。
5. 猪舌回锅，加入芡汁焖至软熟，上碟即可。

用法

佐餐食用。

功效应用：健脾和胃。适用于脾胃虚弱引起的胃口欠佳、大便不畅者。

高良姜

归脾、胃经。

性热，味辛。

选购要点
以粗壮、坚实、红棕色、味香辣者为佳。

保存要点
置于阴凉干燥处。

用法用量
煎服。3~10克。

功效	散寒止痛，温中止呕。

应用	1. 胃寒冷痛。 2. 胃寒呕吐证。

注意事项	阴虚有热者不宜服用。

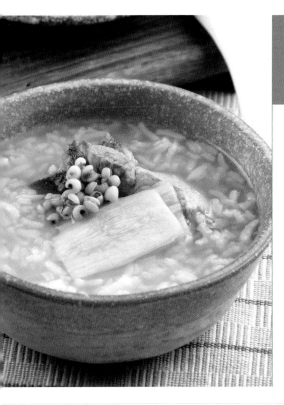

良姜猪脊骨粥

2人量

材料

高良姜10克，薏苡仁30克，杜仲10克，桑寄生20克，姜10片，猪脊骨250克，粳米100克

调味料：盐适量

做法

1. 猪脊骨洗净，氽水备用。
2. 高良姜洗净，用水煎，去渣留汁，备用。
3. 薏苡仁、杜仲及桑寄生分别洗净，沥干水分。
4. 粳米洗净，放入锅中，加入所有药材，再倒入药汁，大火煮滚后加入猪脊骨同煮成粥，下盐调味即可。

用法

食粥、猪脊骨。

功效应用：健脾补肾。适用于脾肾虚弱所致口淡乏味、腰膝酸软、胃寒冷痛等。

高良姜粥

1人量

材料

高良姜15克，粳米50克

调味料：盐适量

做法

1. 先煎高良姜，去渣取汁。
2. 把粳米淘洗净后，倒入药汁同煮成粥，下盐调味即可。

用法

空腹服食。

功效应用：温中散寒。适用于胃寒作痛、腹中疼痛者。

陈皮椒姜鸡

3~4人量

材料

乌鸡700克，胡椒粒6克，陈皮1角，高良姜3克，草豆蔻2克

调味料：葱段、盐各适量

做法

1. 将乌鸡洗干净；陈皮洗净，刮去瓤。
2. 把陈皮、高良姜、胡椒粒及草豆蔻放纱袋内，扎好袋口，放入乌鸡腹内。
3. 把乌鸡放入砂锅内，加入调味料，隔水蒸至熟烂即可。

用法

每日午、晚餐均可食用。

功效应用：补虚温中，健脾开胃。适用于脾胃虚冷、胃口欠佳、腹胀腹泻等。

花椒

性味 | 归经

归脾、胃、肾经。

性热，味辛。有小毒。

选购要点

以身干、鲜红、
无椒木及杂质、
香气浓者为佳。

保存要点

置于通风干燥处。

用法用量

煎服。2~6克。
外用适量。

功效 温中止痛，杀虫，止痒。

应用
1. 胃腹冷痛、寒湿泄泻等。
2. 虫积腹痛或吐蛔等。
3. 湿疹瘙痒。

注意事项 孕妇慎用。

花椒肚片

材料

猪肚350克，料酒1汤匙，花椒、葱段、姜片、淀粉各适量

调味料：盐1茶匙、芝麻油、浙醋各1汤匙

做法

1. 将猪肚反复用盐和淀粉擦洗干净，再用水冲洗，重复洗至没有异味。
2. 锅中加适量水，大火煮滚后放入猪肚、葱段、姜片、料酒，再滚后撇去浮沫，改小火续煮约1小时至熟。
3. 捞出猪肚，切片，盛入碟内。
4. 将花椒研成细末放入碗内，加入调味料调匀，淋在猪肚片上即可。

用法

日常佐餐，食猪肚。

功效应用：温中止痛。适用于胃腹冷痛。

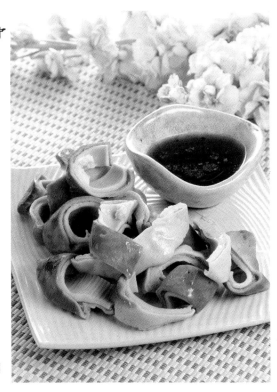

花椒肉

材料

猪瘦肉500克，尖红辣椒干(切圈)30克，花椒10克

腌料：盐1茶匙，豉油1汤匙，绍酒1.5汤匙，葱段、姜片各适量

调味料：上汤200毫升，豉油2茶匙，糖1茶匙，盐半茶匙，油适量

做法

1. 猪瘦肉洗净，切粒，加腌料腌约20分钟。
2. 锅内下油烧至八成热时，将猪肉粒(取出姜、葱)放入炸约3分钟，捞起。
3. 锅内留少量油，烧至七成热时，下辣椒干、花椒，炒至呈棕红色时，将肉粒和调味料下锅，续炒至汁液收浓，肉粒软熟时即成。

用法

佐餐食用。

功效应用：健脾益气，温中散寒。适用于脾虚胃寒引起的腹痛隐隐、畏寒喜渴、气短乏力、口泛清涎。

花椒鱼片

材料

鲩鱼片300克，黄花菜200克，花椒、老姜片、葱段各20克

腌料：料酒1汤匙，蛋清1份，玉米淀粉汁1汤匙

调味料：清汤200毫升，料酒1汤匙，胡椒粉、盐、油各适量

做法

1. 鲩鱼片冲洗净，沥干；加腌料腌片刻待用。
2. 黄花菜洗净，放入滚水中略煮，捞出盛入砂锅内打底。
3. 烧热油锅，下姜片、葱段爆炒至出香味，加入调味料烧沸。加入鱼片煮至九成熟时起锅，放入砂锅内。
4. 再烧热油锅，下花椒炸香，淋在鱼片上。

用法

佐餐食用。

功效应用：益气养阴，温中散寒。适用于气阴虚弱，脾胃虚寒引起的胃口欠佳、气短乏力、胃腹冷痛等。

陈皮

性味 性温，味辛、苦。

归经 归脾、肺经。

选购要点

以皮薄、片大、整齐、油性大、香气浓者为佳，药用以陈久者为良。

保存要点

置于通风干燥处，注意防霉、防蛀。

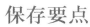

用法用量

煎服。3~10克。

功效 行气健脾，燥湿化痰，降逆止呕。

应用
1. 胸腹胀满等。
2. 湿阻中焦引起的脘腹痞胀、便溏泄泻，以及痰多咳嗽等。
3. 脾虚饮食减少、消化不良，以及恶心呕吐等。

注意事项 实热者慎用，阴虚燥咳不宜用。

陈皮卤牛肉

2人量

材料

牛腱肉500克，陈皮4个，花椒、辣椒干、酒酿汁、葱、姜、芝麻油、盐各适量
腌料：黄酒2汤匙、盐1茶匙

做法

1. 牛腱肉洗净，加黄酒、盐腌渍。
2. 陈皮洗净，泡软，刮去瓤。
3. 把其他材料放入锅内，大火煮沸后，加入牛腱肉焖熟，凉透后切片放在碟上，浇汁即成。

用法

佐餐食用。

功效应用：健脾益气，理气散寒。适用于脾胃虚寒所致口淡气短、疲倦乏力、胃腹胀满、畏寒肢冷等。

火麻仁陈皮绿豆粥

1人量

材料

粳米100克，绿豆50克，火麻仁15克，陈皮1角
调味料：盐适量

做法

1. 粳米淘洗净，备用；绿豆洗净，用水浸泡。
2. 陈皮洗净，泡软，刮去瓤。
3. 在砂锅里加适量水，放入火麻仁和陈皮，煮30分钟，去渣留汁，备用。
4. 在药汁中放入粳米、绿豆煮成粥，加盐调味即可。

用法

食粥。

功效应用：清热生津，理气通便。适用于肠燥津亏所致大便燥结、难以排出、口干咽燥、腹胀口臭等。

陈皮葛根鲫鱼猪骨汤

2~3人量

材料

葛根40克，鲫鱼1条，排骨300克，陈皮半个，蜜枣3粒
调味料：盐适量

做法

1. 鲫鱼洗净，排骨洗净，备用。
2. 陈皮洗净，泡软，刮去瓤。
3. 葛根洗净。
4. 瓦煲内放适量水，煮滚后放入排骨、陈皮、蜜枣，煲1小时后，放入鲫鱼、葛根，再滚后改慢火煲2小时，下盐调味即可。

用法

饮汤，食汤渣。

功效应用：清热生津，健脾益气，利水消肿。适用于热盛伤津、脾气虚弱引起的口干咽燥、皮肤干燥、皱纹增多、疲倦乏力、身肿困重者。

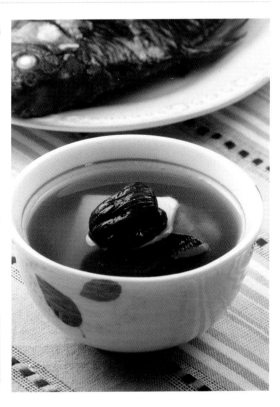

橘红

性味 性温，味苦、辛。

归经 归脾、肺经。

选购要点
以皮薄均匀、香气浓者为佳。

用法用量
煎服。3~10克。

保存要点
置于阴凉干燥处，注意防蛀。

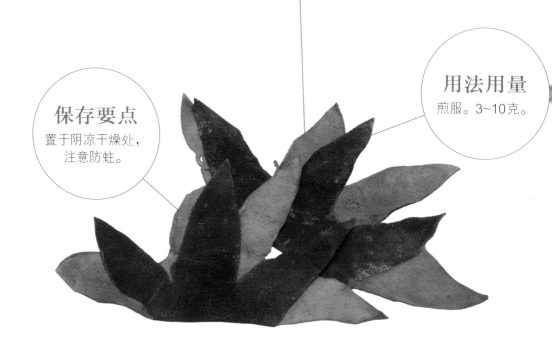

功效 祛湿化痰，理气，消食。

应用
1. 慢性气管炎、哮喘、风寒咳嗽、喉痒痰多。
2. 呕吐呃逆、食积而致胃痛、气痛等。

注意事项 阴虚燥咳者不宜服。

橘红糕

材料

橘红10克，黏米粉500克，砂糖40克

做法

1. 橘红洗净、沥干，研细末，与砂糖拌匀为馅。
2. 黏米粉加适量水拌匀，搓成粉团，以橘红为馅拌匀，做成糕团，放入蒸锅上蒸约1小时至熟。
3. 待冷却后压实，切为夹心方块米糕。

用法

作点心食用。

功效应用：燥湿化痰，理气健脾。适用于脾虚痰聚引起的痰难咳或咳痰不爽者。

橘红粥

材料

橘红10克，杏仁6克，粳米50克
调味料：盐适量

做法

1. 橘红、杏仁洗净加适量水煎煮，滤汁去渣。
2. 粳米淘洗干净，放入锅中加适量水与药汁同煮成粥即可。

用法

食粥。

功效应用：化痰止咳。适用于风寒咳嗽、咽痒痰多者。

橘红清鸡汤

材料

母鸡1只，橘红6克，菜心100克，葱、姜各适量
调味料：盐、油各适量

做法

1. 橘红用温水泡软洗净。葱切段，姜切片。
2. 菜心摘其嫩心洗净，用油盐水煮熟，捞起备用。
3. 母鸡洗净，余水待用。
4. 瓦煲加入适量水，用大火煲滚后放入橘红、母鸡、姜及葱，再煲15分钟，改小火续煲2小时，待鸡熟烂时，下盐及菜心，稍滚即成。

用法

饮汤，食鸡肉。

功效应用：健脾理气，消食和胃。适用于疲倦乏力、胃口欠佳、嗳气腹胀者。

薤白

性味 性温，味辛、苦。

归经 归肺、心、胃、大肠经。

选购要点
以个大、质坚、饱满、黄白色、半透明、不带花茎者为佳。

保存要点
置于通风干燥处，注意防潮防蛀。

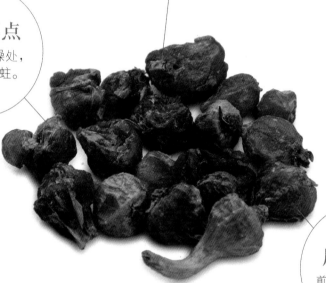

用法用量
煎服。5~10克。

功效 通阳散结，行气导滞。

应用
1. 寒痰阻滞、胸阳不振或痰瘀互结所致胸痹。
2. 胃肠气滞所致痞满胀痛、泻痢后重。
3. 胃寒气滞所致脘腹痞满胀痛。

注意事项 气虚者慎用。

木耳薤白粥

材料

木耳30克，薤白10克，粳米50克
调味料：盐适量

做法

1. 木耳用水泡透，切蒂，洗净，切丝备用。
2. 薤白洗净。
3. 粳米洗净，放入锅中，加适量水用大火煮滚，放入木耳、薤白同煮成粥，下盐调味即可。

用法

空腹食用。

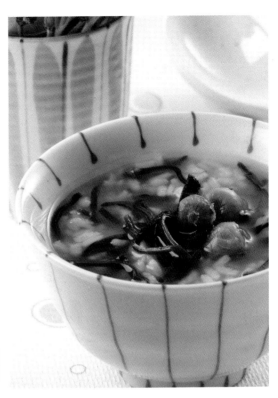

功效应用：养阴润燥，理气止痛。适用于口干乏力、不思饮食、腹胀满作痛者。

薤白粥

材料

粳米100克，鲜薤白、葱白各10克
调味料：盐适量

做法

1. 将鲜薤白、葱白洗净，切成丝备用。
2. 粳米洗净，用水浸泡至发胀，捞出放入锅内。
3. 锅中加入约1200毫升水，用旺火煮沸后，放薤白丝、葱白丝，改小火续煮至米烂粥稠，下盐调味即可。

用法

食粥。

功效应用：通气行气。适用于胃寒气滞引起的脘腹胀满作痛者。

人参薤白小米粥

材料

小米50克，鸡蛋清3份，人参10克，薤白12克
调味料：盐适量

做法

1. 各材料洗净。
2. 将人参放入锅中，加水，用慢火煎取汁。
3. 小米加入药汁中煮粥，将熟时放入鸡蛋清及薤白，煮熟，下盐调味即可。

用法

食粥。

功效应用：益气通阳。适用于中焦虚寒所致胃脘胀痛、不能饮食，或胸阳不振之胸痹作痛、气短乏力者。

佛手

性味 性温，味辛、苦、甘。

归经 归肝、脾、胃经。

选购要点
以片状均匀、无破损、平整、肉白、香气浓者为佳。

保存要点
置于阴凉干燥处，注意防霉防蛀。

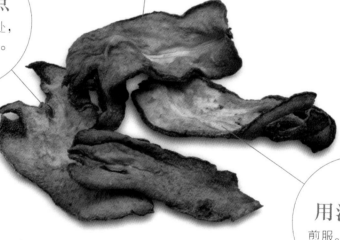

用法用量
煎服。3~10克。

功效 理气化痰，止咳消胀，舒肝健脾和胃。

应用
1.肝胃气滞引起的胃脘痞满、胸胁胀痛、食少呕吐等。
2.痰郁气滞引起的久咳痰多、胸闷胁痛。

注意事项 阴虚火旺及气滞症状者宜慎服本品。

佛手粥

1人量

材料

佛手片10克，白米50克
调味料：冰糖适量

做法

1. 佛手片洗净，放入锅中，加水用慢火煎取汁。
2. 白米淘洗净，沥干，加入药汁中同煮成粥，粥成加入冰糖调味即可。

用法

食粥。

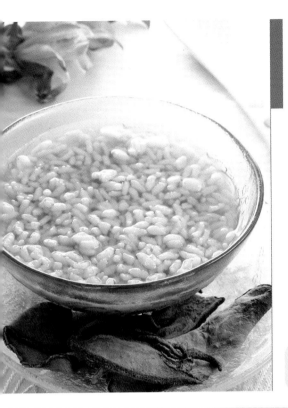

功效应用：舒肝健脾和胃。适用于肝胃气滞所致胃脘胀满、作呕食少者。

凉拌佛手瓜

1人量

材料

佛手瓜300克，红甜椒30克，青甜椒20克
调味料：砂糖1汤匙，豉油2茶匙，盐适量

做法

1. 佛手瓜洗净，切丝。
2. 红、青甜椒洗净，去蒂、去子，切丝。
3. 将佛手瓜丝和红、青甜椒丝放入沸水中烫一下，捞起备用。
4. 在容器中放入豉油、砂糖、盐、佛手瓜丝和红、青甜椒丝拌匀，上碟即可。

用法

佐餐食用。

功效应用：理气和胃。适用于肝胃气滞所致胃口欠佳、胃胀作闷者。

佛手瓜腐竹汤

2~3人量

材料

佛手瓜600克，腐竹120克，姜1片
调味料：盐适量

做法

1. 腐竹泡透后取出，撕成小块并沥干水分。
2. 佛手瓜去皮，洗净并切件。
3. 锅内加入适量水，用大火煲滚后，将佛手瓜、腐竹、姜放入锅内，煮滚，转小火续煮1.5小时，用盐调味即成。

用法

饮汤，食渣。

功效应用：理气消胀，利肠通便。适用于肝胃气滞所致胃胀胸闷、大便不畅者。

香附

归经 归肝经。

性味 性平，味辛、微苦、微甘。

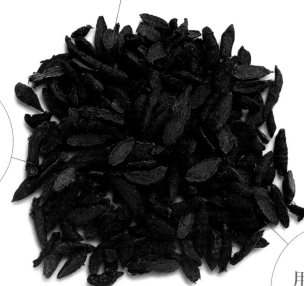

选购要点
以个均匀、表面毛少、气香者为佳。

保存要点
置于阴凉干燥处，注意防蛀。

用法用量
煎服。6~12克。

功效	疏肝理气，调经止痛。

应用	1.肝郁气滞引起的胸胁脘腹胀痛、乳房胀痛。 2.月经不调、痛经。

注意事项	气虚无滞、阴虚血热者不宜服。

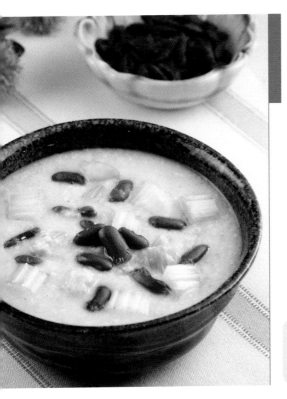

香附麦片粥

材料

燕麦片100克，红腰豆75克，香附10克，西芹60克
调味料：盐适量

做法

1. 红腰豆洗净，用水浸泡10分钟。香附洗净，备用。西芹除去筋丝，洗净切丁备用。
2. 锅中倒入4杯水，放入香附，煮滚，再转中火熬煮，至汤汁剩下原来的3/4时，滤出药汁备用。
3. 把燕麦片、红腰豆放入锅中，倒入已熬好的药汁用大火煮滚，转小火煮至熟烂后，再加入西芹续煮1~2分钟，下盐调味即可。

用法

食粥。

功效应用：健脾利水，疏肝理气。适用于肝脾不和所致胃脘胀闷、肢体肿胀、胸胁胀痛者。

香附鸡肝

材料

鸡肝100克，鸡肉200克，香附10克，洋葱2个，胡萝卜1根，芹菜、粉丝各适量，油豆腐1件
调味料：上汤200毫升，绍酒1.5汤匙，黄糖、豉油、盐各适量

做法

1. 先将香附切细，放入锅内加水2杯，用文火煎约1小时，煎成汤余半量时，用布滤过，留汁备用。
2. 鸡肝、洋葱切块，胡萝卜切片，芹菜切段，粉丝在热水里泡软后切短，油豆腐切开。
3. 砂锅内先用鸡肉垫底，将鸡肝放在鸡肉上面，再铺粉丝、油豆腐，洋葱、胡萝卜及芹菜铺放在最上层，淋绍酒并放入香附汁和其他调味料，先用大火煮滚，续用小火煮至熟烂即可。

功效应用：健脾疏肝。适用于疲倦食少、气短声低、脘腹胀闷、眼蒙眼涩者。

香附太子参鸡汤

材料

太子参20克，鸡肉250克，香附24克，葱白15克
调味料：盐适量

做法

1. 将太子参、香附洗净；葱白洗净，用刀拍烂。
2. 鸡肉洗净，切成小块。
3. 把太子参、葱白、香附和鸡肉一同放入锅内，加入适量水用大火煮1~2小时，下盐调味即可。

用法

饮汤，食鸡肉。

功效应用：健脾益气，活血理气。适用于气虚气滞所致神疲气短、脘腹胀满、胸胁胀痛、胃口欠佳。

刀豆

性味 性温，味甘。

归经 归胃、肾经。

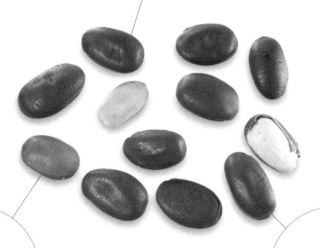

选购要点
以个大、饱满、色鲜艳、干燥者为佳。

保存要点
置于通风干燥处。

用法用量
煎服。10~15克。

功效 降气止呃，温肾助阳。

应用
1. 脾胃虚寒所致呃逆、呕吐。
2. 肾虚之腰腿酸痛无力。

注意事项 实热者慎用，阴虚燥热者不宜用。

土豆炒刀豆

材料

刀豆30克，土豆320克，蒜茸、豆豉各少许
调味料：老抽、生抽各1茶匙，盐、油各适量

做法

1. 土豆洗净，切条，用水泡约30分钟。
2. 刀豆洗净，折条。
3. 热锅下油，烧至八成热时爆香蒜茸和豆豉，下土豆条炒至半透明，再下刀豆快炒，加水小半碗，盖上盖用大火煮5分钟，改小火，开盖加老抽、生抽、盐翻炒2分钟，起锅即成。

用法

当菜随意食用。

> 功效应用：益气健脾，降气止呃。适用于脾气虚弱、胃气上逆引起的胃口欠佳、呃逆等。

刀豆肉丝炒饭

材料

刀豆30克，干冬菇20克，猪瘦肉75克，虾米10克，白饭400克，红葱头2个，葱段、姜片各适量
调味料：绍酒1汤匙、油、豉油各1茶匙，胡椒粉、盐各适量

做法

1. 干冬菇洗净泡软，去蒂切丝；虾米洗净，用水浸软，切粒。
2. 刀豆洗净，切粒；红葱头洗净，切片。
3. 瘦肉洗净，切丝。
4. 将肉丝加入盐、豉油、绍酒、葱段及姜片腌片刻。
5. 热锅下油，放入红葱头片爆香，下白饭、肉丝、冬菇丝、虾米粒拌炒，下盐和胡椒粉微炒一下，最后加入刀豆粒略炒即可。

用法

可供正餐食用。

> 功效应用：健脾益气，温胃降逆。适用于脾气不足、胃气不降所致气短乏力、便溏食少、呃逆作闷等。

刀豆白菜通粉汤

材料

小白菜50克，通心粉10克，土豆半个，胡萝卜、菜心、刀豆各10克，清汤适量
调味料：盐适量

做法

1. 通心粉放进锅里，加适量水煮10分钟，沥干水分。
2. 土豆洗净，去皮，切成小块。
3. 小白菜洗净，切片。
4. 胡萝卜、菜心、刀豆分别洗净，切粒。
5. 汤锅放在火上，倒入清汤，加水煮滚，放入小白菜稍煮。再下土豆块、胡萝卜粒、通心粉，煮至土豆块熟烂时，加入刀豆、菜心粒稍煮，下盐调味即成。

用法

可作早餐或午餐食用。

> 功效应用：健脾清润，降逆止呃。适用于脾胃虚弱所致胃口欠佳、口干咽燥、呃逆作闷等。

玫瑰花

归经 归肝、脾经。

性味 性温，味甘、微苦。

选购要点

以花朵完整、颜色清新、
气味芳香浓郁、
体轻质脆者为佳。

保存要点

需保存在通风、阴凉、干燥处。

用法用量

煎服。3~6克。

功效 行气解郁，和血，止痛。

应用
1.肝胃气痛、食少呕恶。
2.月经不调、经前乳房胀痛、跌扑伤痛等。

注意事项 阴虚有火者不可服用。

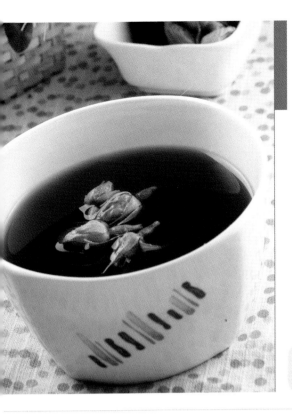

玫瑰酸梅汤

1人量

材料

玫瑰花10克，乌梅250克
调味料：红糖30克

做法

1. 将乌梅放入锅中，加入水2000毫升，用旺火煮沸，撇去浮沫。
2. 转文火续煮30~40分钟，撒入已洗净的玫瑰花瓣与红糖，煮至糖溶化离火。
3. 用纱布滤出汁液，沉淀后再隔清渣滓，待凉后放入冰箱，凉透饮用。

用法

随量分次饮用。

功效应用：生津止渴，疏肝解郁。适用于津伤肝郁引起的口渴口干、喜叹息、食少胃胀等。

玫瑰花粥

2人量

材料

粳米100克，玫瑰花(食用)20克，樱桃10克
调味料：砂糖30克

做法

1. 将未全开的玫瑰花采下，轻轻地摘下花瓣，用水冲洗干净。
2. 粳米淘洗干净，用水浸泡30分钟，沥干水分。
3. 锅中加入约1000毫升水，将粳米放入，先用大火煮沸后，改小火熬成粥。
4. 粥内放入玫瑰花瓣、樱桃、砂糖，再煮5分钟即可。

用法

早、晚温热食用。

功效应用：行气和血，散瘀止痛。适用于气滞血瘀引起的带下、痛经等。

玫瑰炒蛋

2人量

材料

玫瑰花(食用)3朵，鸡蛋4个，葱适量
调味料：盐、胡椒粉、醋、油各适量

做法

1. 将玫瑰花撕成瓣状，洗净切丝；葱洗净，切成葱花，备用。
2. 鸡蛋打匀，加入玫瑰花丝、葱花拌匀后，再加入调味料(油除外)混合成蛋液。
3. 起油锅，倒入蛋液，把蛋液煎至两面金黄即可。

用法

佐餐食用。

功效应用：行气解郁，养阴润燥。适用于肝郁伤津引起的胸胁胀闷、口干咽燥者。

三七

性味 性温，味甘、微苦。

归经 归肝、胃经。

选购要点

以体重、粒大、质坚、表面光滑、断面色灰绿或黄绿、无裂隙者为佳。

保存要点

置于阴凉干燥处，密闭，防蛀。

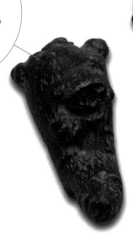

用法用量

煎服。3~10克。如研粉吞服，每次1.0~1.5克。

功效 祛瘀止血，活血止痛。

注意事项 孕妇慎用。

应用

1. 各种内外出血证，尤以有瘀者为宜。如吐血、鼻出血、便血等。

2. 各种瘀滞疼痛与跌打伤痛等。

枸杞三七煲鸡汤

材料

枸杞子25克，三七12克，鸡1只（约400克），猪瘦肉200克，姜1片

调味料：盐适量

做法

1. 鸡洗净，去除内脏，放入滚水中煮10分钟，捞起冲水洗净。
2. 猪瘦肉洗净，氽水备用。
3. 枸杞子洗净；三七洗净，捣碎。
4. 瓦煲内加水1500毫升，用大火煮滚后，放入鸡、猪瘦肉、枸杞子、三七和姜，大火煮滚后转小火煲3小时，下盐调味即可。

用法

饮汤，食肉。

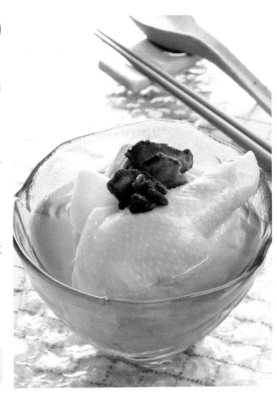

功效应用： 活血养血，健脾益气。适用于气血虚弱、血行不畅引起的多种痛证。

山药三七糊

材料

山药100克，桂圆肉3克，干姜6克，三七10克

调味料：红糖适量

做法

1. 把桂圆肉、干姜加适量水煮30分钟左右，去渣留汁。
2. 三七、山药分别磨成粉末。
3. 在上述汁水中加入山药粉、三七粉，用慢火共煮，酌量加入红糖拌匀即成。

用法

吃糊，食桂圆肉。

功效应用： 活血养血，调养肝肾。适用于腰酸腿软、月经不调。

灵芝三七瘦肉汤

材料

灵芝30克，桂圆肉15克，三七10克，猪瘦肉250克，姜1片

调味料：盐适量

做法

1. 猪瘦肉洗净，切块，氽水备用。
2. 将灵芝刮去杂质，洗净，切成小块。
3. 把三七、桂圆肉洗净。
4. 将全部材料一起放入锅内，加水适量，用武火煮沸后，改文火续煮3小时，用盐调味即可。

用法

饮汤，食肉。

功效应用： 益气活血，养心安神。适用于气血虚弱所致的失眠多梦等。

丹参

性味 性微寒，味苦。

归经 归心、肝经。

选购要点

丹参以根条粗壮、色紫红色、肉质饱满、无芦头、无须根者为佳。

保存要点

置于通风干燥处，注意霉变、防蛀。

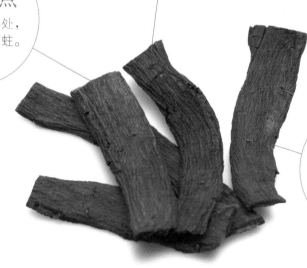

用法用量

煎服。9~15克。

功效 活血祛瘀，凉血安神，消肿止痛。

注意事项
1. 不宜与藜芦同用。
2. 孕妇及无瘀血者慎用。

应用
1. 胸肋胁痛、风湿痹痛、症瘕结块、疮疡肿痛、跌仆伤痛、月经不调、闭经、痛经、产后瘀痛等。
2. 温病热入营血、身发斑疹、神昏烦燥等。
3. 心悸怔忡、失眠等。

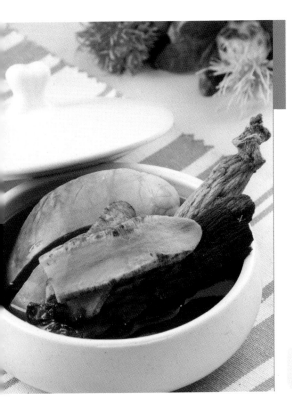

参芪丹参猪心汤

材料

人参10克，黄芪10克，丹参10克，猪心1个
调味料：盐适量

做法

1. 把猪心从中间切开、洗净去油脂。
2. 人参、黄芪、丹参分别用水洗净。
3. 将全部材料一起放入炖盅内，加水适量，盖上盅盖，置锅内隔水用大火煮滚后，改文火炖1~2小时，下盐调味即可。

用法

饮汤。

功效应用：益气健脾，养心安神。适用于气虚血瘀之所致心悸、失眠等。

丹参冰糖水

材料

丹参15克
调味料：冰糖30克

做法

1. 丹参洗净，沥干。
2. 锅内加水200毫升，放入丹参用大火煮沸后，改小火煎煮20分钟，去渣留汁。
3. 将汁液加入冰糖即可。

用法

饮水。

功效应用：活血安神。适用于胸闷、心悸、失眠等。

丹参猪肝汤

材料

丹参100克，猪肝300克，油菜2棵
调味料：盐适量

做法

1. 猪肝洗净，切片；油菜洗净，备用。
2. 丹参洗净，沥干。
3. 锅中加水4碗，放入丹参用大火煮沸后，转小火煮15分钟。
4. 转中火再次煮滚，放入猪肝片和油菜，待再次滚沸后加盐调味即成。

用法

饮汤，食猪肝及油菜。

功效应用：清热活血，养肝明目。适用于心悸失眠、眼蒙目涩者。

川芎

归经 归肝、胆、心包经。

性味 性温，味辛。

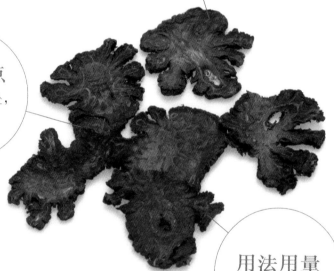

选购要点
以个大、饱满、坚实、油性大、香气浓、断面呈黄白者为佳。

保存要点
置于阴凉干燥处，注意防蛀。

用法用量
煎服。3~10克。

功效 活血行气，祛风止痛。

应用
1. 胸胁疼痛、风湿痹痛、症瘕结块、疮疡肿痛、跌仆伤痛、月经不调、经闭痛经、产后瘀痛等。
2. 感冒头痛、偏正头痛等。

注意事项 阴虚火旺、妇女月经过多或患有出血性疾病者应慎用。

当归川芎蛋

2~3人量

材料

当归5克,川芎5克,香附10克,桃仁6克,酒糟30克,鸡蛋6个,八角、茴香各适量
调味料:盐适量

做法

1. 将鸡蛋洗净,煮熟后去壳。
2. 当归、川芎、香附分别洗净。
3. 桃仁洗净,用温水浸泡,去皮。
4. 锅中加入1000毫升水,大火煮滚后放入熟鸡蛋和其余材料,再滚后改小火续煮20分钟,下盐调味即可。

用法

每日早晚各食鸡蛋1个,并饮少量汤。

功效应用:补血活血,滋阴祛风。适用于阴血虚弱所致月经不调、偏正头痛等。

川芎鱼头汤

2人量

材料

川芎8克,白芍6克,白芷2克,桂圆肉6克,大鱼头1个(约250克),猪瘦肉200克,芫荽、葱、姜各10克
调味料:盐适量

做法

1. 大鱼头洗净,对半切开。
2. 猪瘦肉洗净,汆水备用。
3. 川芎、白芍、白芷、桂圆肉分别洗净沥干。
4. 把大鱼头、猪瘦肉、桂圆肉、葱、姜同放锅内,加1500毫升水,用大火煮,煮沸撇去浮沫后,改中火续煮。
5. 用另锅加水1杯,放入川芎、白芍、白芷同煎,将煎成的汁倒入煮鱼头的锅内,沸后撒下芫荽,下盐调味即可。

用法

食鱼头,饮少量汤。

功效应用:祛风止痛。适用于头风头痛。

川芎白芷羊肉汤

3人量

材料

川芎40克,白芷40克,羊肉300克,姜80克
调味料:盐适量

做法

1. 羊肉洗净,切大块。
2. 将川芎、白芷分别洗净,沥干。
3. 锅内加适量水,大火煮滚后加入姜,放入羊肉煮5分钟,捞出备用,把锅内的脏水倒掉。
4. 锅内再加入适量水,大火煮滚后放入所有材料,先用武火煲滚,再改文火续煲2小时,下盐调味即可。

用法

饮汤,食羊肉。

功效应用:适用于血虚生风引起的风湿痹痛、偏正头痛等。

牛膝

归经 归肝、肾经。

性味 性平，味苦、甘、酸。

选购要点
以条长、肉厚、身干、油润、断面色黄白者为佳。

保存要点
置于阴凉干燥处，注意防潮。

用法用量
煎服。6～15克。

功效
祛瘀通经，补肝肾、强筋骨，引血下行，利水通淋。

注意事项
孕妇、月经过多者不宜用。

应用
1. 瘀滞经闭、产后瘀痛、跌仆伤痛等。
2. 腰膝酸痛，足膝萎软无力。
3. 吐血、鼻出血、牙龈肿痛、头痛晕眩等。
4. 小便不利、淋沥涩痛及尿血等。

牛膝炒茄子

材料

牛膝20克，茄子（紫皮，长条）300克，大蒜（白皮）30克，绍酒2茶匙，葱、姜各适量
调味料：盐、油各适量

做法

1. 将牛膝去杂质，用水浸透后切成长段。
2. 茄子洗净，切成条。
3. 大蒜去皮拍碎，姜切成丝，葱切成段，备用。
4. 将炒锅置于武火上烧热，加入油，待油烧至六成热时爆香蒜末、姜丝、葱段；再放入茄丝、牛膝、绍酒炒熟，下盐调味即成。

用法

食茄子。

功效应用：补益肝肾，通经活络。适用于腰膝酸痛、脚软无力等。

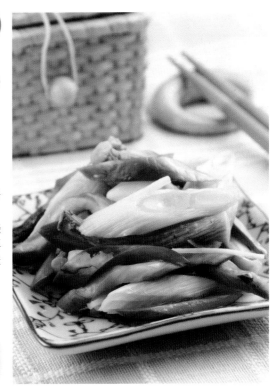

牛膝杜仲汤

材料

牛膝、杜仲、红枣各15克，黑豆150克，鸡爪100克
调味料：盐适量

做法

1. 鸡爪洗净，去爪甲，汆水，去除血迹，捞起用水冲洗干净，沥干。
2. 锅内加适量水，把鸡爪熬成鸡汤，待用。
3. 红枣去核。将黑豆、红枣分别洗净，汆水。
4. 锅内加水6杯，将牛膝、杜仲煲至2杯左右，待用。
5. 把黑豆及红枣放入鸡汤中，用大火煲至黑豆、红枣熟烂时，再加入牛膝及杜仲汁，用文火再续煲30分钟，下盐调味即可。

用法

饮汤，食鸡爪。

功效应用：补肝胃，通经络。适用于肝肾虚弱所致腰酸背痛、脚软无力等。

牛膝枸杞小米粥

材料

牛膝15克，枸杞子15克，小米100克
调味料：冰糖适量

做法

1. 小米淘洗干净，沥干。
2. 将枸杞子洗净。
3. 牛膝去杂质，浸透后切成长段。
4. 将小米、枸杞子、牛膝放入炖盅内，加入适量水，盖上盅盖，放入锅内隔水用武火烧沸，转文火炖1小时后，加入冰糖拌匀即成。

用法

食粥。

功效应用：补益肝肾，益气明目。适用于腰膝酸软、眼蒙目涩等。

郁金

性味 性寒，味辛、苦。

归经 归心、肝、胆经。

选购要点
以质坚实、外皮皱纹细、断面色黄者为佳。

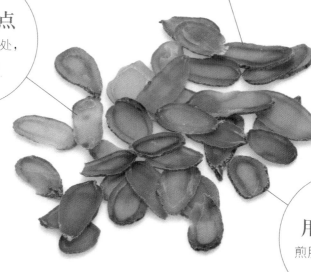

保存要点
置于通风干燥处，注意防蛀。

用法用量
煎服。3~12克。

功效 活血止痛，疏肝解郁，凉血清心，利胆退黄。

注意事项 孕妇不宜用，无瘀血者慎用。

应用
1. 经行腹痛、月经不调、症瘕结块等。
2. 胁肋疼痛。
3. 湿温病神志不清、癫痫等。
4. 吐血、鼻出血、尿血等。
5. 黄疸。

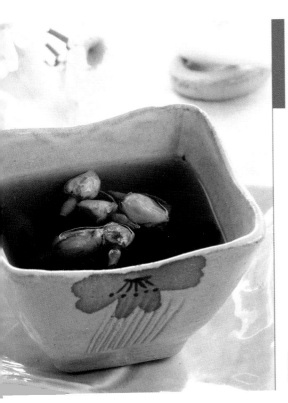

郁金玫瑰花茶

材料
郁金5克，玫瑰花10克，绿茶40克

做法
1. 把玫瑰花、绿茶、郁金分别洗净，放入保暖杯中。
2. 加滚热开水冲泡，焗20分钟左右便可。

用法
饮茶。

功效应用：疏肝解郁，活血止痛。适用于经行腹痛、胁肋疼痛等。

郁金红枣蒸瘦肉

材料
郁金6克，黄花菜10克，红枣3粒，猪瘦肉100克
腌料：盐、淀粉各适量

做法
1. 郁金、黄花菜及红枣分别干净。红枣去核切片，黄花菜切段。
2. 郁金及黄花菜用少量温水浸透，备用。
3. 猪瘦肉洗干净，切成薄片后加腌料拌匀，放在碟中。
4. 把红枣片、郁金及黄花菜段铺于猪瘦肉上，然后隔水用大火蒸10分钟左右即成。

用法
食猪瘦肉。

功效应用：疏肝解郁，健脾益气。适用于肝脾不和引起的月经不调、胁肋疼痛等。

党参郁金瘦肉汤

材料
党参20克，郁金15克，田七花12克，猪瘦肉100克
调味料：盐适量

做法
1. 猪瘦肉洗净，切块。
2. 郁金、田七花洗净，放入锅内，加适量水煎煮，去渣留汁。
3. 将猪瘦肉、党参放入药汤内，用慢火煮1小时，下盐调味即可。

用法
饮汤。

功效应用：健脾益气，活血止痛。适用于气虚血瘀所致疲倦乏力、经行腹痛等。

益母草

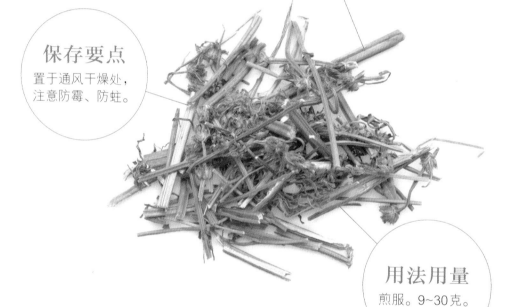

选购要点
以质嫩、叶多、
色黄绿者为佳。
质老、枯黄、
无叶者不可供药用。

保存要点
置于通风干燥处，
注意防霉、防蛀。

用法用量
煎服。9~30克。

功效 活血调经，利水消肿，凉血消疹。

应用
1. 月经不调、痛经、产后恶露不尽、瘀滞腹痛等。
2. 水肿，小便不利。
3. 疹痒赤热。

注意事项 孕妇不宜用，无瘀血者慎用。

益母鹌鹑蛋汤

材料

益母草30克，鹌鹑蛋3个

调味料：红糖适量

做法

1. 鹌鹑蛋、益母草分别洗净。
2. 把材料一起放入锅内，加适量水，用文火煮至鹌鹑蛋熟，捞起鹌鹑蛋，再煎10分钟，去药渣，再放入剥去蛋壳的鹌鹑蛋，拌入红糖调味即可。

用法

饮汤，食鹌鹑蛋。

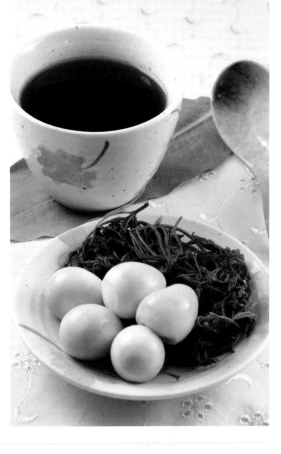

功效应用：活血调经，利水消肿。适用于血瘀所致的月经不调、水肿、小便不利等。

益母草鸡肉汤

材料

益母草100克，鸡肉250克，香附100克，葱白15克

调味料：盐适量

做法

1. 鲜益母草用温水浸泡，再用水洗净；葱白洗净，用刀拍烂；香附用水洗净。
2. 鸡肉洗净，切成小块。
3. 把益母草、葱白、香附和鸡肉一同放入锅内，加适量水煮1~2小时，下盐调味即可。

用法

饮汤，食肉。

功效应用：活血调经，健脾益气。适用于血瘀气虚引起的月经不调。

莪术

归经 归肝、脾经。

性味 性温，味苦、辛。

选购要点
以质坚实、气香者为佳。

保存要点
置于阴凉干燥处，
注意防蛀。

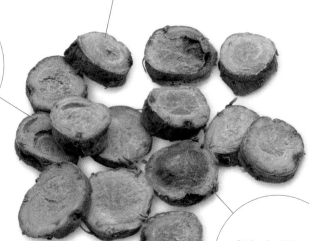

用法用量
煎服。3~15克。

功效 祛瘀消症，行气消积。

应用
1. 血滞经闭、症瘕结块等。
2. 食积停滞、脘腹胀痛。

注意事项 孕妇、月经过多者不宜用。

莪术二草茶

材料

鸡骨草30克，夏枯草30克，莪术10克，红枣5粒
调味料：红糖适量

做法

1. 鸡骨草及夏枯草拣去杂质，分别清洗干净，去除沙泥。
2. 莪术冲洗干净；红枣洗净，去核。
3. 把鸡骨草、夏枯草、莪术及红枣同放入煲内，加水3升浸泡30分钟，用大火煮滚后转小火续煮40分钟，加入红糖拌匀即成。

用法

饮茶。

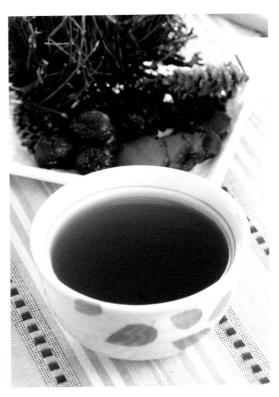

功效应用：行气消积，清热祛湿。适用于食积湿阻引起的脘腹胀痛、胃口欠佳等。

三棱莪术饮

材料

三棱、莪术各30克，苏木10克，肉桂2克
调味料：蜂蜜适量

做法

1. 三棱、莪术、苏木及肉桂分别清洗干净，烘干后分别切碎并研成细末，再仔细混和后装入容器中备用。
2. 加适量蜂蜜调匀即成。

用法

冲水服。
经前10天开始服用，每日2次，每次5克，用蜂蜜10毫升调温开水服用。

功效应用：祛瘀止痛，行气消胀。适用于气滞血瘀引起的痛经者。

莪术丹参当归蜂蜜饮

材料

丹参30克，核桃仁15克，三棱15克，莪术15克，当归10克，枳壳10克
调味料：蜂蜜适量

做法

1. 将丹参、核桃仁、三棱、莪术、当归、枳壳分别拣去杂质，洗净，烘干，切成片或切碎，同放入碗中，备用。
2. 瓦煲加入适量清水，将盛入碗中的6味药材倒入瓦煲内，煮30分钟，用纱布过滤，隔渣滤汁放入容器，待其温热时，加入蜂蜜调匀即成。

用法

饮茶。上、下午分服。

功效应用：活血化瘀止痛。适用于跌打损伤所致瘀痛。

三棱

归经 性味

归肝、脾经。

性平，味苦。

选购要点

以体重、质坚实、去净外皮、表面黄白色者为佳。

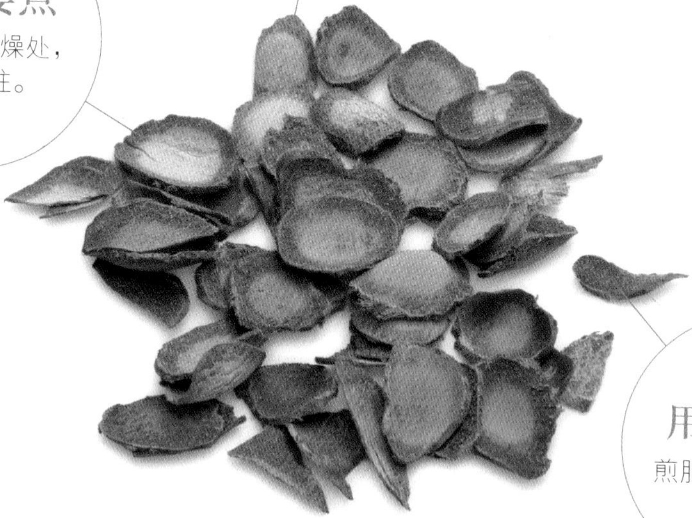

保存要点

置于阴凉干燥处，注意防蛀。

用法用量

煎服。3~10克。

功效

祛瘀消症，行气消积。

注意事项

月经过多者与孕妇忌用。

应用

1.血滞经闭，症瘕结块。
2.食积停滞，脘腹胀痛。
注：祛瘀之力三棱优于莪术，行气之力莪术优于三棱。

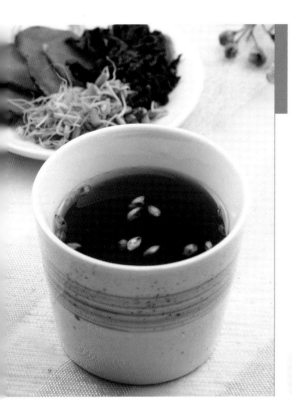

三棱麦芽茶

材料

炒麦芽30克，谷芽30克，三棱6克，普洱茶叶适量

做法

1. 将炒麦芽、谷芽及三棱分别洗净。
2. 把上列材料（普洱茶除外）放入锅内，加适量水浸泡20分钟后，以大火煮滚转小火续煮20分钟，去渣取汁。
3. 将普洱茶叶放入保暖杯内，以热的药汁冲入，焗10分钟左右便可。

用法

饮茶。

功效应用：行气消积。适用于食积腹胀、腹痛等。

三棱消积茶

材料

三棱10克，莱菔子10克。

做法

1. 三棱及莱菔子分别清洗干净。
2. 把上列药材放入锅内，加适量水浸泡约30分钟，以大火煮滚后，转小火续煮30分钟即成。

用法

饮茶。

功效应用：行气活血。适用于食积停滞、脘腹胀痛等。

三棱当归煲鸡汤

材料

三棱、当归各10克，红枣（去核）3粒，鸡肉（去皮）500克
调味料：盐适量

做法

1. 鸡肉洗净，用热水烫过，切大块。
2. 三棱、当归及红枣分别清洗，以适量水浸泡30分钟。
3. 将所有药材及鸡肉放入锅内，加入适量水，用大火煮滚后，转小火续煮2小时，下盐调味即可。

用法

饮汤，食鸡肉。

功效应用：补血活血，健脾益气。适用于气血虚弱所致之疲倦乏力、胃口欠佳、腹胀便秘等。

白及

性味 性微寒，味苦、甘、涩。

归经 归肝、肺、胃经。

选购要点
以干燥、粗壮肥厚、色白明亮、个大坚实、洁净、无须根者为佳。

保存要点
置于阴凉干燥处。

用法用量
煎服。3～10克。

功效
收敛止血，消肿生肌。

应用
1. 咯血、呕血、鼻出血、外伤出血等。
2. 疮疡肿痛、溃疡久不收口、手足皲裂等。

注意事项
1. 外感咯血、肺痈初起及肺胃有实热者忌服。
2. 不宜与乌头同时食用。

白及润喉茶

材料

白及10克，枇杷叶20克，南北杏10克
调味料：蜂蜜适量

做法

1. 把白及与南北杏清洗干净；枇杷叶洗净，略剪成小块。
2. 将上列材料放入锅中，加适量水泡浸30分钟，用大火煮滚后转小火续煮30分钟。
3. 放温后拌入蜂蜜调味即可。

用法

饮茶。

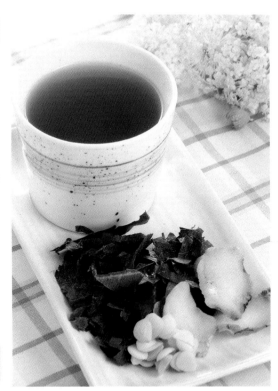

功效应用：润肺止咳，收敛止血。适用于干咳少痰黏带血丝等。

菜干白及猪肺汤

材料

白菜干60克，白及10克，猪肺1个
调味料：盐适量

做法

1. 将猪肺的喉部套入水龙头上，以流水灌洗净，重复多次，直至将猪肺洗至呈白色，挤出水分。
2. 把猪肺切块状，放入滚水中煮约5分钟后捞起，过冷水备用。白菜干、白及洗净，加适量水浸泡30分钟，再冲洗干净。
3. 将所有材料放入锅中，加适量水用大火煮滚，转小火续煮2小时，下盐调味即可。

用法

饮汤，食猪肺。

功效应用：润肺止咳、止血。适用于干咳少痰带血。

白及牛奶

材料

牛奶250毫升，白及粉5克
调味料：蜂蜜40毫升

做法

将牛奶用小火煮沸后，调入蜂蜜、白及粉即可。

用法

饮牛奶。

功效应用：润燥止血。适用于阴虚失润之口干咽燥，胃痛呕血，干咳咯血。

艾叶

选购要点

以叶厚、色青、背面灰白色、绒毛多、质柔软、香气浓郁者为佳。

保存要点

置于通风干燥处。

用法用量

煎服。3~10克。

功效 温经止血，散寒止痛，安胎。

注意事项 阴虚血热者慎服。

应用

1. 下焦虚寒及寒客胞宫所致咯血、鼻出血、便血、月经过多等。
2. 下焦虚寒及寒客胞宫所致月经不调、腹痛等。
3. 下焦虚寒及寒客胞宫所致胎漏下血、胎动不安。

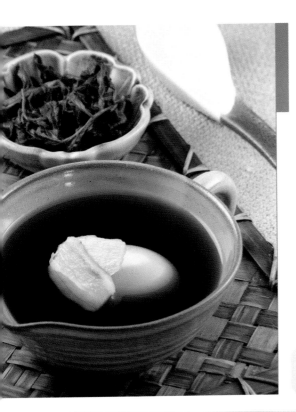

艾叶姜蛋

2人量

材料

艾叶9克，姜15克，鸡蛋4个

做法

1. 将以上材料洗净，放入锅中，加适量水煎煮。
2. 待鸡蛋熟后，去壳取蛋；再放入锅内煮片刻，去药渣即可。

用法

饮汤，食鸡蛋。

功效应用：温经散寒。适用于寒客胞宫引起的月经不调、腹痛。

艾芪猪腰汤

2人量

材料

艾根150克，五月艾100克，黄芪20克，猪腰2个

调味料：米酒、盐各适量

做法

1. 将猪腰从中间切开，去除白色筋膜，洗净切片；从艾根、五月艾、黄芪分别洗净，备用。
2. 将以上材料一起放入砂煲内，加水适量，用武火煮沸后，改文火续煮2小时，去渣，加入米酒和盐调味即成。

用法

饮汤。

功效应用：散寒止痛，益气止血。适用于下焦虚寒引起的月经不调、腹痛。

艾叶枣莲汤

2~3人量

材料

莲子30克，黄芪15克，艾叶9克，红枣8粒

调味料：冰糖20克

做法

1. 莲子洗净，用水泡软，除去莲心。
2. 其余材料洗净放入纱布袋中备用。
3. 将以上材料一起放入锅内，加适量水，大火煮沸后改小火煮至莲子熟，下冰糖调味即可。

用法

饮汤，食莲子、红枣。

功效应用：益气养血，固经止带。适用于气血不足，冲任不固所致月经过多，带下清稀色白等。

苏木

归经　归心、肝、脾经。

性味　性平，味甘、咸。

选购要点

以粗壮、坚实、色红黄者为佳。

保存要点

置于通风干燥处。

用法用量

煎服。3~10克。

功效　祛瘀通经，活血疗伤。

应用
1. 血滞经闭，产后瘀痛。
2. 跌扑伤痛、骨折伤筋等。

注意事项　月经过多者或孕妇不宜用。

参苏鸡汤

材料

党参20克，苏木10克，鸡肉500克
调味料：盐适量

做法

1. 鸡肉去皮，洗净用热水烫过，切成大块备用。
2. 党参切成小块，与苏木分别洗净，用适量水浸泡30分钟。
3. 将所有药材和鸡肉放入锅内，加适量水用大火煮滚后，转小火续煮2小时，下盐调味即可。

用法

饮汤，食鸡肉。

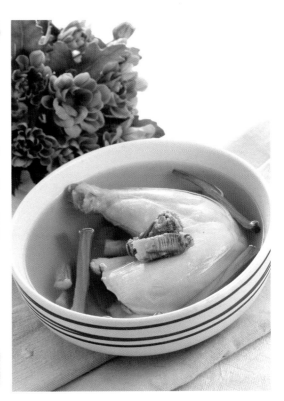

功效应用：益气活血。适用于气虚血瘀引起的闭经、产后瘀痛等。

苏枣玫瑰茶

材料

红枣10粒，苏木10克，玫瑰花6克。

做法

1. 红枣去核洗净，苏木及玫瑰花略冲洗。
2. 红枣及苏木加适量水浸泡20分钟，用大火煮开，转小火续煮20分钟。
3. 加入玫瑰花后，熄火焗10分钟即可。

用法

饮茶。

功效应用：理气活血，通用于血滞经闭，产后瘀痛。

苏木煲鸭蛋

材料

苏木10克，青壳鸭蛋2个

做法

1. 将鸭蛋洗净，煮熟，去壳，放入锅内。
2. 锅内加入适量水，加苏木同煮30分钟即可。

用法

饮汤，食鸭蛋。

功效应用：活血养阴。适用于瘀滞阴虚引起的腹痛。

茯苓

归经 归心、脾、肾经。

性味 性平，味甘、淡。

选购要点
以体重坚实、外皮色棕褐、皱纹深、断面白色细腻、黏牙力强者为佳。

保存要点
置于通风干燥处，注意防潮。

用法用量
煎服。10~15克。

功效 利水渗湿，健脾，化痰，宁心安神。

应用
1. 小便不利、水肿等。
2. 脾虚引起的泄泻、带下。
3. 痰饮咳嗽、痰湿入络所致肩背酸痛。
4. 心悸、失眠等。

注意事项 虚寒滑精及气虚下陷者不宜用。

茯苓益气汤

材料

党参20克，茯苓20克，白术10克，猪瘦肉200克，陈皮1角

调味料：盐适量

做法

1. 党参、茯苓、陈皮及白术用水清洗干净，加适量清水浸泡30分钟。
2. 猪瘦肉洗净，汆水备用。
3. 把所有药材及猪瘦肉放入瓦煲内，加入适量水用大火煮滚，转小火续煮2小时，加盐调味便可。

用法

饮汤，食肉。

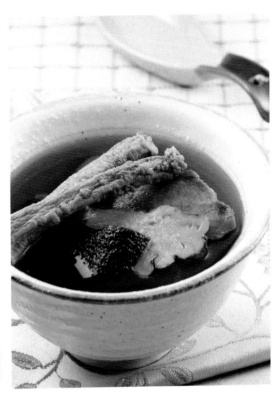

功效应用：健脾祛湿。适用于脾虚湿盛引起的疲倦乏力、头身困重、大便稀溏等。

茯苓苡仁茶

材料

茯苓30克，薏苡仁30克，荷叶1张

调味料：红糖或蜂蜜适量

做法

1. 荷叶先剪成小块。
2. 茯苓、薏苡仁及荷叶分别洗净，并用适量清水浸泡30分钟。
3. 将所有药材放入瓦煲内加适量水，用大火煮滚，转小火煮1小时。
4. 拌入红糖或待凉后加蜂蜜调味便可。

用法

饮茶。

功效应用：祛湿解暑。适用于夏季暑热湿重引起的身重疲倦、烦躁口渴等。

茯苓猪肚汤

材料

猪肚200克，山药60克，茯苓30克，白豆蔻10克，红枣5粒

调味料：盐、胡椒粉、淀粉各适量

做法

1. 猪肚用淀粉及盐洗擦后，用热水烫过并冲洗干净。
2. 山药、茯苓、白豆蔻分别用水清洗干净；红枣洗净，去核，备用。
3. 将猪肚及所有药材放入瓦煲内，加入适量水，用大火煮滚，转小火续煮2小时至猪肚软熟，下盐及胡椒粉调味即可。

用法

饮汤，食猪肚。

功效应用：健脾开胃。适用于脾胃虚弱引起的胃口欠佳、疲倦乏力等。

猪苓

归经 归肾、膀胱经。

性味 性平，味甘、淡。

选购要点
以个大、丰满、
外皮黑褐色而光滑、
断面色白、无黑心空洞、
体重质坚者为佳。

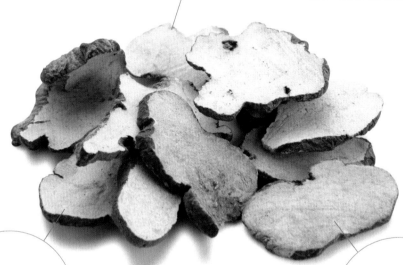

保存要点
置于通风干燥处，
注意防蛀。

用法用量
煎服。6~12克。

功效 利水渗湿。

应用
1.小便不利、水肿。
2.泄泻、淋浊、带下等。

注意事项 无水湿者不宜用。

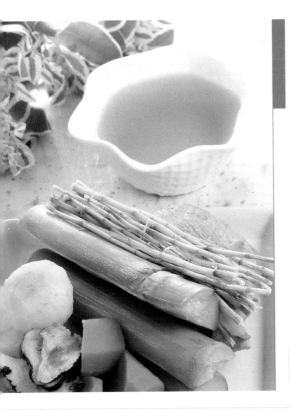

猪苓茅根竹蔗汤

材料

白茅根120克，竹蔗200克，甘笋200克，猪苓10克，马蹄10粒，猪瘦肉140克

调味料：盐适量

做法

1. 把白茅根、竹蔗、甘笋、猪苓、马蹄分别清洗干净，马蹄去皮拍烂。
2. 猪瘦肉洗净，氽水备用。
3. 用适量清水把上述药材浸泡30分钟，放入瓦煲内用大火煮滚。
4. 加入猪瘦肉煮滚后转小火再煮1小时，下盐调味即可。

用法

饮汤。

功效应用：清热利水。适用于湿热重所致小便不利、水肿等。

猪苓鲫鱼养颜汤

材料

猪苓10克，丝瓜200克，鲫鱼1条（约200克），姜2片

调味料：盐、油各适量

做法

1. 鲫鱼去鳞，去内脏，洗净后沥干水。
2. 丝瓜、猪苓分别洗净。
3. 以油起锅，把鲫鱼煎至两面微黄，盛起。
4. 瓦煲内煮滚适量水，加入丝瓜、猪苓、姜片、鲫鱼煮30分钟，下盐调味即可。

用法

饮汤，食鱼。

功效应用：利水消肿，祛湿养颜。适用于脾虚湿盛引起的水肿、面滞色暗等。

猪苓淡菜炒冬瓜片

材料

冬瓜300克，火腿片20克，淡菜20克，冬菇丝12克，猪苓12克，西瓜半个

调味料：油适量

做法

1. 淡菜用温水发开，去泥沙、肠杂，洗净。
2. 冬瓜去皮，洗净，切成薄片。西瓜皮内层取下，削成极薄片，均匀铺在大碗中。
3. 猪苓放入砂锅，加水200毫升，煮30分钟，隔渣取全部煎汁。
4. 起油锅，加入冬瓜煸炒15分钟后，加入淡菜、冬菇丝及火腿稍翻炒，盛入有西瓜皮的碗中，倒入煎汁，再上笼蒸20分钟，取出反扣于平碟中即可。

用法

佐餐食用。

功效应用：清热解暑，利水消肿。适用于暑热烦渴、小便不利、湿热水肿。

冬瓜皮

性味 性微寒，味甘。

归经 归肺、脾、小肠经。

选购要点
以条长、皮薄、色灰绿、有白色粉霜者为佳。

保存要点
置于通风干燥处。

用法用量
煎服。15~30克。

功效 利水消肿。

应用
1.水肿、小便不利等。
2.腹泻、皮肤红肿。

注意事项 脾胃虚寒及滑泻者不宜用。

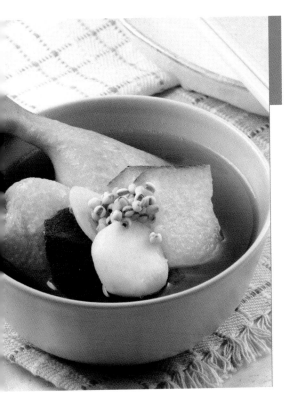

冬瓜鸭汤

材料

冬瓜(带皮)600克，马蹄8颗，薏苡仁30克，陈皮1角，姜2片，冰鲜鸭半只

调味料：盐适量

做法

1. 冰鲜鸭洗净，斩件后氽水备用。
2. 把马蹄、薏苡仁分别清洗干净。
3. 冬瓜连皮洗净，切块；马蹄去皮切片。
4. 将全部材料放入瓦煲内，加适量水以大火煮滚，转小火续煮2小时至鸭软熟；下盐调味即可。

用法

饮汤，食渣。

> 功效应用：利水消肿。适用于气虚湿重所致水肿、小便不利等。

冬瓜祛湿汤

材料

冬瓜(带皮)600克，白扁豆20克，薏苡仁15克，赤小豆20克，山药10克

调味料：红糖适量

做法

1. 把冬瓜、白扁豆、薏苡仁、赤小豆及山药分别清洗干净，冬瓜切块。
2. 白扁豆、薏苡仁、赤小豆及山药用适量水浸泡30分钟。
3. 把所有材料放入瓦煲内，大火煮滚转小火续煮1小时，拌入红糖调味即可。

用法

饮汤，食渣。

> 功效应用：健脾益气，利水消肿。适用于脾虚水肿、小便不利等。

冬瓜皮薏仁茶

材料

冬瓜皮20克，薏苡仁12克，冬瓜仁10克

调味料：冰糖适量

做法

1. 把所有材料洗净，并用适量水浸泡20分钟。
2. 把所有材料放入瓦煲内，加入适量水，用大火煮滚，再转小火续煮20分钟，下冰糖拌匀即可。

用法

饮茶。

> 功效应用：解暑祛湿。适用于夏日中暑所致口干咽燥、疲倦乏力、小便不利，以及水肿等。

地肤子

选购要点
以身干、饱满、
不含杂质者为佳。

保存要点
置于通风干燥处。

用法用量
煎服。10~15克。

功效　清热利水,除湿止痒。

应用
1. 湿热淋病、小便不利、白带。
2. 荨麻疹、皮肤瘙痒、湿疹、疥癣。

注意事项　阴虚小便短少赤涩者不宜用。

地肤子枸杞汤

材料

山药20克，枸杞子30克，地肤子10克，桂圆肉20克，猪瘦肉100克

调味料：盐适量

做法

1. 猪瘦肉洗净，山药、枸杞子、地肤子、桂圆肉分别洗净。
2. 把所有材料放入瓦煲内，加适量水浸泡30分钟，然后用大火煮滚，再转小火续煮1小时。下盐调味即可。

用法

饮汤，食山药、枸杞子、桂圆肉等。

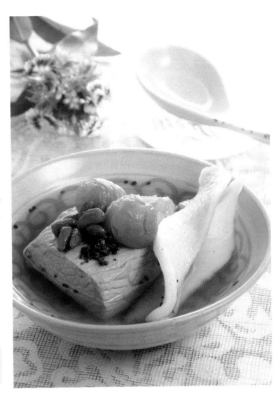

功效应用：健脾祛湿。适用于脾虚湿盛引起的皮肤瘙痒、小便不利等。

地肤车前绿茶饮

材料

地肤子5克，车前子5克，绿茶5克

做法

1. 把地肤子、车前子、绿茶用凉开水略冲洗。
2. 把所有材料放入保暖杯内，加滚水冲泡，焖10分钟，即可饮用。

用法

饮茶。

功效应用：清热利水。适用于湿热所致小便不利、皮肤瘙痒、肢体困重等。

茵陈肤子汤

材料

猪瘦肉150克，生地黄20克，苦参16克，绵茵陈12克，地肤子10克

调味料：盐适量

做法

1. 将猪瘦肉洗净，余水备用。
2. 绵茵陈、地肤子、苦参、生地黄分别洗净。
3. 把所有药材放入瓦煲内，加适量水浸泡30分钟，然后用大火煮滚，加入猪瘦肉，改小火煲2小时，下盐调味即可。

用法

饮汤。

功效应用：祛湿止痒。适用于湿热皮肤瘙痒症。

藿香

归经 归脾、胃、肺经。

性味 性微温，味辛。

选购要点
以茎粗、结实、叶厚柔软、香气浓厚、断面发绿者为佳。

保存要点
置于通风干燥处，注意防霉。

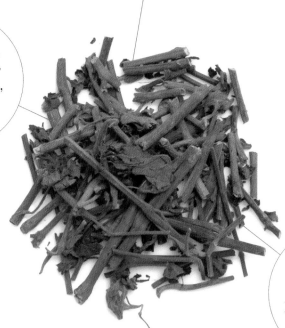

用法用量
煎服。6~10克。

功效 芳香化湿，辟秽和中，解暑，发表。

注意事项 阴虚火旺者不宜服。

应用
1. 湿阻脾胃之脘腹胀满、湿温初起等。
2. 感受秽浊引起的呕吐、泄泻等。
3. 暑湿证。
4. 外感风寒、湿阻中焦引起的发热恶寒、胸脘满闷等。

扁豆藿香汤

材料

藿香15克，白扁豆10克

做法

1. 将藿香及白扁豆分别清洗干净。
2. 用适量水浸泡30分钟。
3. 把所有材料放入瓦煲内，加入适量水用大火煮滚，转小火续煮40分钟，即可。

用法

饮汤。代茶饮用。

功效应用：健脾化湿。适用于湿阻脾胃之胃口欠佳、呕吐腹泻等。

藿香马蹄薏仁汤

材料

红薏苡仁100克，马蹄6粒，藿香6克，薄荷3克
调味料：冰糖适量

做法

1. 将藿香与薄荷洗净，放入纱布袋备用。
2. 将红薏苡仁洗净，泡水约4小时，沥干；马蹄洗净去皮。
3. 煲内加水，下薏苡仁，煮至快熟时，放入马蹄、药袋，再拌入冰糖，续煮15分钟，放凉后即可食用。

用法

饮汤，食马蹄。分两次饮用。

功效应用：解暑祛湿。适用于头身困重，身热烦渴等暑湿证。

藿香佩兰茶

材料

藿香10克，佩兰10克，陈皮1角

做法

1. 把藿香、佩兰、陈皮用凉开水略冲洗后放入保温杯内。
2. 加滚水冲泡，焖20分钟。
3. 可以重复冲4~5遍至味淡。

用法

饮茶。

功效应用：芳香化湿。适用于湿阻脾胃所致胸脘满闷、作呕身重等。

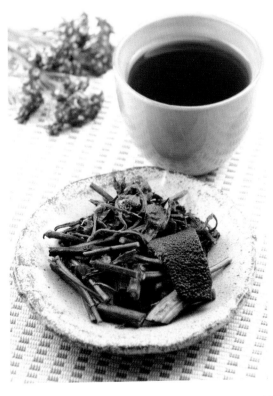

佩兰

归经　归脾、胃、肺经。

性味　性平，味辛。

选购要点
以叶多色绿、
未开花、不带根、
香气浓者为佳。

保存要点
置于通风干燥处，
注意防霉、防蛀。

用法用量
煎服。6~12克。

功效
化湿醒脾，解暑。

应用
1. 湿阻脾胃之脘腹胀满、湿温初起，以及口中甜腻等。
2. 暑湿证。

注意事项
不宜久煎；阴虚血燥及气虚者慎用。

佩兰番茄排骨汤

材料

白扁豆20克，佩兰10克，番茄100克，甘笋200克，排骨400克

调味料：盐适量

做法

1. 把番茄、甘笋、白扁豆、佩兰、排骨分别清洗干净；排骨汆水备用。
2. 用适量水把白扁豆及佩兰浸泡30分钟。
3. 把佩兰、白扁豆、番茄、甘笋放入瓦煲内，加适量水用大火煮滚后，加入排骨再煮滚，转小火续煮1.5小时，下盐调味即可。

用法

饮汤。

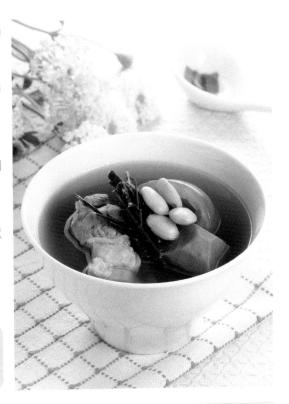

功效应用：益气健脾，化湿消滞。适用于脾虚湿阻所致脘腹胀满、胃口欠佳、疲倦气短等。

甘草佩兰茶

材料

佩兰6克，甘草2克，绿茶适量

做法

1. 佩兰、甘草及绿茶用凉开水略冲洗后放入保温杯内。
2. 加入滚水冲泡焖15分钟便可饮用。

用法

饮茶。

功效应用：化湿醒脾。适用于湿阻中焦所致脘腹胀满、头身困重等。

竹叶佩兰麦冬茶

材料

佩兰6克，竹叶心6克，麦冬6克，莲子心2克

做法

1. 把竹叶心、麦冬、佩兰及莲子心分别洗净，并用适量水浸泡20分钟。
2. 把所有材料放入瓦煲内，加适量水用大火煮滚，再转小火续煮20分钟便可。

用法

饮茶。

功效应用：化湿醒脾，清心除烦。适用于湿困热扰引起的脘腹胀满、心烦不宁等。

薏苡仁

归经 归脾、肾、肺经。

性味 性微寒，味甘、淡。

选购要点

以粒大、饱满、色白、
坚硬、光滑、
完整、无破碎者为佳。

保存要点

置于阴凉干燥处。

用法用量

煎服。10~30克。

功效 利水渗湿，健脾，除痹，清热排脓。

应用
1. 小便不利、水肿、脚气、湿热等。
2. 泄泻、带下。
3. 湿滞痹痛、筋脉拘挛等。
4. 肺肠热所致肺痈、肠痈。

注意事项 大便燥结者及孕妇应慎用；滑精、津液不足、小便多者不宜服用。

薏苡仁红豆粥

材料

红豆、薏苡仁各20克，桂圆肉少许

调味料：黑糖适量

做法

1. 将红豆、薏苡仁和桂圆肉等分别洗净。
2. 红豆用清水浸泡1小时。
3. 加入薏苡仁、桂圆肉一起煮成粥。
4. 拌入适量黑糖调味，即可食用。

用法

食粥。

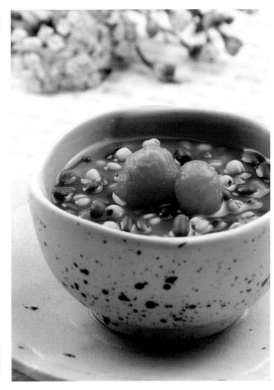

功效应用：健脾祛湿。适用于脾虚湿困引起的水肿、小便不利等。

薏仁芡实茶

材料

芡实30克，薏苡仁30克，荷叶1张

调味料：红糖或蜂蜜适量

做法

1. 荷叶先剪成小块。
2. 芡实、薏苡仁及荷叶分别洗净，并用适量水浸泡30分钟。
3. 将所有材料放入瓦煲内，加入适量水用大火煮滚，转小火续煮1小时。
4. 拌入红糖或待凉后加蜂蜜调味便可。

用法

饮茶。

功效应用：祛湿解暑。适用于暑热困阻引起的身重疲倦、心烦口干等。

山楂荷叶薏仁汤

材料

山楂10克，荷叶10克，薏苡仁10克，葱白10克

调味料：红糖或蜂蜜适量

做法

1. 荷叶先剪成小块。
2. 山楂、荷叶、薏苡仁及葱白分别洗净，并用适量清水浸泡30分钟。
3. 将所有材料放入瓦煲内，加入适量水用大火煮滚，转小火续煮1小时。
4. 拌入红糖或待凉后加蜂蜜调调味即可。

用法

饮汤。

功效应用：祛湿解暑，消食和胃。适用于暑湿困脾所致胃口欠佳、腹泻等。

茵陈

性味 性微寒，味苦。

归经 归脾、胃、肝、胆经。

选购要点
以质嫩、绵软、色灰白、
香气浓者为佳。

保存要点
置于阴凉干燥处，
注意防潮。

用法用量
煎服。10~30克。

功效 清热利湿，利胆退黄。

应用
1. 湿热黄疸。
2. 湿温、湿疹、湿疮。

注意事项 非因湿热引起的发黄不宜用。

茵陈祛湿茶

1~2人量

材料

茵陈30克，布渣叶30克，火炭母30克

调味料：冰糖适量

做法

1. 把茵陈、布渣叶、火炭母分别清洗干净。
2. 用适量清水把上述药材浸泡30分钟。
3. 把所有材料放入瓦煲内，加入适量水大火煮滚，转小火续煮30分钟。
4. 加入冰糖调味即可饮用。

用法

饮茶。

功效应用：祛湿消滞。适用于湿困中焦所致脘腹胀满、胃口欠佳、腹痛腹泻等。

茵陈鸡骨茶

1~2人量

材料

鸡骨草30克，茵陈蒿30克，红枣5粒

调味料：红糖适量

做法

1. 把鸡骨草、茵陈蒿、红枣分别清洗干净，红枣去核。
2. 用适量水把上述药材浸泡30分钟。
3. 把所有材料放入瓦煲内，加入适量水大火煮滚，转小火续煮30分钟。
4. 拌入红糖调味即可饮用。

用法

饮茶。

功效应用：清热利湿。适用于湿热偏盛所致口苦尿黄、目赤身重等。

茵陈蚬肉汤

1~2人量

材料

新鲜大蚬120克，茵陈蒿30克，姜2片

调味料：盐适量

做法

1. 茵陈蒿洗净。
2. 大蚬用开水略煮去壳，取肉。
3. 把全部材料放入锅内，加清水适量，武火煮沸后，文火煮1小时，去渣，下盐调味即可。

用法

饮汤，食蚬肉。

功效应用：清热利湿。适用于湿热内蕴引起的口苦疲倦、大便不通、小便不利等。

瞿麦

性味 性寒，味苦。

归经 归心、小肠、膀胱经。

选购要点
以青绿色、干燥、无杂草、无根、花未开为佳。

保存要点
置于通风干燥处，注意防蛀。

用法用量
煎服。10~15克。

功效 利水通淋，活血通经。

应用
1. 湿热淋证。
2. 血热瘀滞所致经闭或月经不调。

注意事项 孕妇不宜用。

瞿麦潺菜豆腐汤

 1~2人量

材料

瞿麦10克，潺菜200克，豆腐1块，蒜头1小粒，
猪瘦肉100克
调味料：盐适量

做法

1. 潺菜、豆腐、瞿麦、猪瘦肉分别洗净，猪
   瘦肉切成薄片，豆腐切件，蒜头去衣拍碎。
2. 把适量水烧滚，加入潺菜、豆腐、瞿麦、
   猪瘦肉、蒜头等，煮20分钟。
3. 下盐调味即可食用。

用法

饮汤，食渣。

功效应用：清热祛湿，通便降火。适用于
湿热困阻引起的大便不畅、口苦咽干等。

苹果雪梨瞿麦汁

 1人量

材料

瞿麦10克，莲子10克，苹果1个，雪梨1个
调味料：果糖半汤匙

做法

1. 瞿麦、莲子洗净备用。
2. 苹果、雪梨洗净，去核，切丁待用。
3. 锅中加入清水，倒入药材浸泡30分钟，用
   小火煮沸，焖2分钟后关火，取药汁待凉。
4. 将所有材料连同果糖、药汁放入榨汁机混
   合搅拌，倒入杯中即可饮用。

用法

饮果汁。

功效应用：清热利湿，生津止渴。适用于
湿热下注引起的小便不利、口苦咽干等。

瞿麦玫瑰花茶

 1人量

材料

玫瑰花5克，瞿麦6克，绿茶10克

做法

1. 把玫瑰花、瞿麦、绿茶用冷开水略冲。
2. 把上述材料放入保暖杯内，加滚水冲泡，
   焗10分钟，即可饮用。

用法

饮茶。

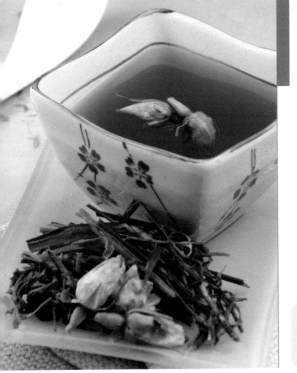

功效应用：利水通淋，活血通经。适用于
湿热所致小便不利，及血热瘀滞所致月经
不调等。

萹蓄

性味 性寒，味苦。

归经 归膀胱经。

选购要点
以色绿、叶多、质嫩、无杂质者为佳。

保存要点
置于通风干燥处，注意防霉、防蛀。

用法用量
煎服。10~30克。

功效 利水通淋，杀虫止痒。

应用
1.湿热淋证。
2.皮肤湿疹、阴痒、虫积腹痛等。

注意事项 中虚尿少及无湿热者不宜用。

萹蓄节瓜瘦肉汤

材料

萹蓄10克，节瓜200克，猪瘦肉200克，豆腐1块
调味料：盐适量

做法

1. 节瓜去皮切块，瘦肉洗净，汆水，切成薄片备用。
2. 豆腐、萹蓄分别洗净，豆腐切件。
3. 豆腐、萹蓄放入瓦煲内，加适量水大火煮滚。
4. 加入节瓜及瘦肉再煮至滚起，转小火续煮20分钟，下盐调味即可食用。

用法

饮汤，食节瓜、猪肉。

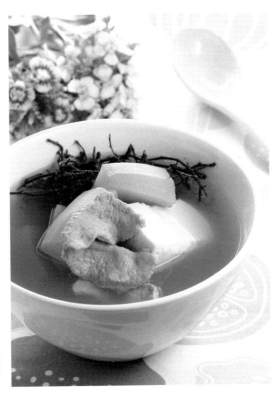

功效应用：利水祛湿，益气和胃。适用于湿盛水肿、口干咽燥、胃口欠佳等。

萹蓄瘦身茶

材料

荷叶10克，决明子10克，山楂5克，萹蓄5克

做法

1. 把荷叶、决明子、山楂、萹蓄用冻开水略冲。
2. 荷叶及萹蓄洗净，剪细。
3. 把上述材料放入保暖杯内，加滚水冲泡，焗20分钟即可饮用。

用法

饮茶。

功效应用：利水祛湿，降脂通便。适用于湿困身重、胆固醇偏高等。

萹蓄粥

材料

粳米100克，萹蓄50克，水200毫升

做法

1. 萹蓄洗净，加水煎至剩下约100毫升，去渣留汁。
2. 将粳米洗净，加入药汁和适量开水，煮成稀粥，即可食用。

用法

食粥，早晚温热顿服。

功效应用：清热利湿。适用于湿热下注所致尿频、尿急、尿痛。

选购要点
以身干、色黄褐、无泥杂者为佳。

保存要点
置于通风干燥处，注意防霉、防蛀、防尘。

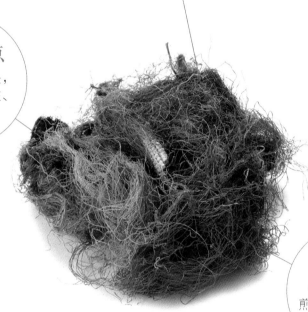

用法用量
煎服。10~30克。

功效 利水消肿，利湿退黄。

注意事项 血小板增多症者不宜用。

应用
1. 水肿、小便不利或短赤、淋痛等。
2. 湿热黄胆等。
3. 近年来临床应用于糖尿病、高血压、肝炎、胆道结石等。

玉米须猪横脷汤

材料
玉米须20克，无花果4个，南北杏10克，猪横脷1条
调味料：盐适量

做法
1. 猪横脷清洗干净，汆水，沥干水分，备用。
2. 玉米须、南北杏及无花果洗净，用适量水浸泡20分钟。
3. 将所有材料放入瓦煲内，加水适量用大火煮滚，转小火续煮2小时，下盐调味便可。

用法
饮汤。

功效应用：利湿降糖，润肺止咳。适用于肺燥咳并有糖尿病者。

玉米须山楂汤

材料
玉米须50克，山楂10克

做法
1. 将山楂洗净，打碎，玉米须洗净备用。
2. 把所有材料加入瓦煲内，加适量水用大火煲滚，转小火续煮30分钟即成。

用法
饮汤。

功效应用：祛湿消脂。适用于肥胖湿壅之体。

玉米须茶

材料
玉米须200克（或干品30克），玉米2根，灯芯花10克

做法
1. 把玉米须、玉米及灯芯花分别清洗干净。
2. 玉米用刀切成小块。
3. 把所有材料放入瓦煲内，加适量水用大火煮滚，转小火续煮30分钟即成。

用法
日常代茶饮用。

功效应用：健脾利湿。适用于脾虚湿盛所致高血压、高脂血症等。

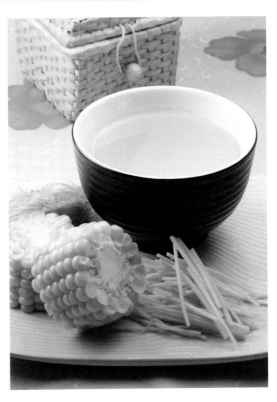

山楂

性味 性微温，味酸、甘。

归经 归脾、胃、肝经。

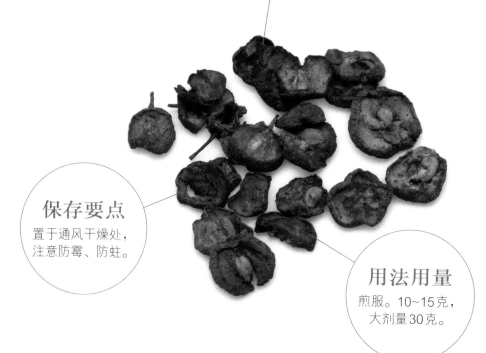

选购要点

山楂药用有南、北山楂两种，以南山楂为佳。购买时则以大小均匀、色泽棕红、肉质厚者为佳。

保存要点

置于通风干燥处，注意防霉、防蛀。

用法用量

煎服。10~15克，大剂量30克。

功效 消食化积，活血化瘀。

应用

1. 油腻肉食积滞。
2. 产后瘀滞腹痛、恶露不尽。
3. 泻痢腹痛。
4. 现代研究认为，山楂还具有降血压、降血脂、扩张血管的作用。

注意事项 胃酸过多、消化性溃疡及牙病者应慎用。

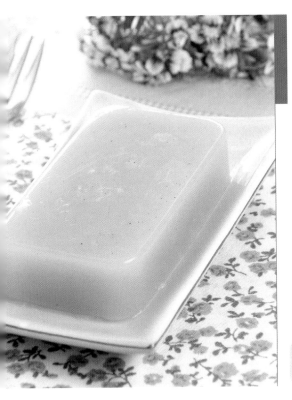

山楂糕

2~3人量

材料

山楂(鲜山楂)500克，砂糖200克，大菜丝(琼脂)35克

做法

1. 山楂去核，洗净。
2. 锅内加入适量水，用大火烧沸，放入山楂，待山楂煮烂后，过滤去渣。
3. 把山楂泥再放入锅内，加入砂糖煮开，使砂糖溶化。
4. 将大菜丝放入碗内，加入少量沸水，待溶化后倒入山楂浆内搅匀，立刻倒入干净的瓷盘内摊平，冷却后即成山楂糕。

用法

作点心食用。

功效应用：健脾开胃，消食化积。适用于油腻肉食积滞。

山楂肉片

1~2人量

材料

猪腿肉200克，马蹄30克，山楂(鲜山楂)30克，淀粉、面包糠、砂糖、油各适量

做法

1. 猪腿肉洗净，切成薄片。马蹄去皮，洗净，切厚片。山楂去核，洗净，放入锅中用适量水煮，提取山楂浓汁100毫升。
2. 起油锅，把油烧至五成热时，将肉片逐片扑上淀粉，沾上面包糠，下锅炸至肉片胀起，呈黄白色时捞起待用。
3. 锅内添水约200毫升，下砂糖拌炒，糖汁浓时，倒入山楂浓汁拌匀，倒入马蹄片和肉片炒匀，使红汁包住肉片即成。

用法

佐餐食用。

功效应用：健脾开胃，生津止渴。适用于肉食积滞而见口干口渴者。

山楂桑葚粥

1人量

材料

山楂(鲜山楂)30克，桑葚子15克，粳米30克
调味料：冰糖适量

做法

1. 山楂去核，洗净；桑葚子洗净。
2. 粳米淘洗干净。
3. 把全部材料放入锅内，加水适量，用武火煮沸后改文火煮成粥，下冰糖调味即可。

用法

可供正餐食用。

功效应用：活血化瘀，降脂降压。适用于高血压、高脂血症患者。

麦芽

性味　性平，味咸。

归经　归脾、胃、肝经。

选购要点

以色黄、粒大、有胚芽者为佳。

保存要点

置于通风干燥处，注意防霉、防蛀。

用法用量

煎服。10~15克，大剂量可用30~120克。

功效	消食和中，回乳消胀，疏肝解郁。

应用	1.食积不化、脘闷腹胀及脾胃虚弱、食欲缺乏等。 2.断乳及乳汁郁积引起的乳房胀痛等。 3.肝气郁滞或肝胃不和引发的胁痛、脘腹痛等。

注意事项	哺乳期妇女不宜用。

麦芽鸡汤

材料

光嫩母鸡1只，炒麦芽60克，姜1片，胡椒粒1克
调味料：盐适量

做法

1. 将鸡除去内脏、洗净；炒麦芽用纱袋包好。
2. 将炒麦芽、姜、胡椒粒放入鸡腹内扎好，把鸡放入炖盅内，加水适量，盖上盅盖。把炖盅放入锅中，加适量水用大火煮滚，改小火续炖2.5小时，下盐调味即可。

用法

饮汤，食鸡肉。

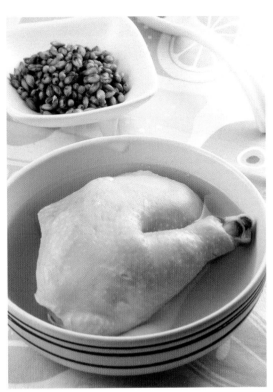

功效应用：健脾益气，消食暖胃。适用于脾虚胃寒所致胃口欠佳、口淡乏味者。

菠萝果酱

材料

菠萝600克，麦芽糖300克，桂花50克

做法

1. 菠萝一半切小块，一半放入果汁机中打成果泥，备用。
2. 锅中加水适量，用大火煮沸后，加入桂花续煮10分钟，至水剩一半量；再加入麦芽糖拌煮至溶化。
3. 将菠萝块、菠萝果泥放入锅内用小火续煮；熬煮时要时常用木勺搅拌，以避免烧焦，且在煮的过程中要经常将浮沫捞除。
4. 用小火慢慢煮至汁液变浓稠状时即可熄火，放凉后装入玻璃瓶内冷藏保存。

用法

食菠萝及麦芽糖。每次食1汤匙量。

功效应用：健脾开胃，消食利滞。

炒麦芽肉片汤

材料

麦芽150克，山药、蜜枣各30克，猪瘦肉240克
调味料：盐适量

做法

1. 猪瘦肉洗净，抹干，切片。
2. 麦芽用锅炒至微黄。
3. 山药用水泡15分钟，以去除硫黄；蜜枣洗净。
4. 锅中加入适量水，大火煮滚后把蜜枣、山药、炒麦芽放入锅内，再滚后改小火续煮45分钟，放入肉片，滚至肉片熟透，下盐调味即可。

用法

饮汤，食肉。

功效应用：健脾益气，消食和胃。适用于脾胃虚弱之胃口欠佳、大便稀烂者。

鸡内金

性味 **归经**

性平，味甘。

归脾、胃、小肠、膀胱经。

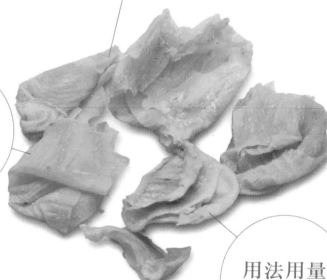

选购要点
以完整、个大、
色金黄者为佳。

保存要点
置于通风干燥处，
注意防蛀。

用法用量
煎服。3~10克。

功效 消食健胃，涩精止遗，通淋化石。

应用
1. 食积不化、脘腹胀满及小儿疳积等。
2. 遗精、遗尿等。
3. 胆结石、尿路结石。

注意事项 脾胃虚弱所致脘满腹胀者慎用。

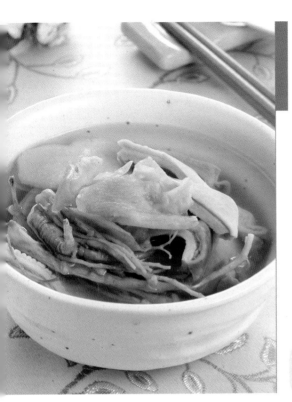

猪肚内金汤

2~3人量

材料

猪肚250克，鸡内金、人参须、姜各12克，淀粉、盐适量

调味料：盐适量

做法

1. 猪肚用淀粉、盐洗擦干净，氽水后洗净，切片。
2. 鸡内金、人参须及姜洗净，备用。
3. 锅内加入适量水，大火煮滚后放入全部材料，再滚后改小火续煮3小时，下盐调味即可。

用法

饮汤，食猪肚。

> 功效应用：健胃消食，补中益气。适用于脾胃虚弱所致食积不化、脘腹胀满者。

参芪内金汤

1人量

材料

黄芪、党参、鸡内金各12克，桑螵蛸9克

调味料：盐适量

做法

1. 将所有材料洗净，泡水15分钟，沥干水分备用。
2. 锅内加入6碗水，大火煮滚后放入全部材料，再滚后改小火续煮1小时，下盐调味即可。

用法

饮汤，少量分次服用。

> 功效应用：健脾益气，消食止遗。适用于脾胃虚弱所致胃口欠佳，以及遗精、遗尿等。

金豆粥

2人量

材料

鸡内金20克，赤小豆40克，粳米30克

调味料：盐适量

做法

1. 将鸡内金洗净，沥干研粉。
2. 赤小豆、粳米淘洗洗净，泡水30分钟。
3. 锅内加入适量水，大火煮滚后放入赤小豆和粳米，用武火煮沸后，转文火续煮粥，粥成后放入鸡内金粉，拌匀再煮沸，下盐调味即可。

用法

随量分次食用。

> 功效应用：健脾和胃，利湿排石。适用于脘腹胀满、尿路结石等。

番泻叶

性味 性寒，味甘、苦。

归经 归大肠经。

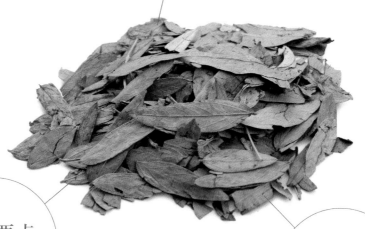

选购要点

以干燥、叶片大而完整、色绿、枝梗少、无黄叶、无碎叶、无杂质等为佳。

保存要点

置于通风干燥处。

用法用量

温开水泡服，1.5~3.0克；煎服，5~9克，宜后下。

功效 泻下导滞，行水消肿。

应用
1. 热结便秘。
2. 腹水肿胀。

注意事项
1. 妇女哺乳期、月经期和孕妇不宜用。
2. 剂量过大会导致恶心呕吐、腹痛等不良反应。

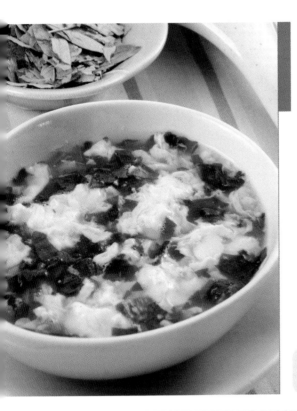

番泻鸡蛋汤

材料

番泻叶5~10克，鸡蛋1个，菠菜40克
调味料：盐适量

做法

1. 将鸡蛋打入碗中打匀，备用。
2. 菠菜洗净，切碎备用。
3. 番泻叶略洗，放入锅中用水煎，去渣取汁。加入鸡蛋、菠菜及盐，煮沸即成。

用法

饮汤，食渣。

功效应用：滋阴养血，润肠通便。适用于阴血不足所致便秘者。

番泻叶茶

材料

番泻叶5克

做法

番泻叶略洗，放入保温杯内，用沸水冲泡，加盖闷10分钟即可。

用法

代茶饮用。

功效应用：清热通便。适用于热盛便秘者。

蔗汁番泻饮

材料

鲜甘蔗汁150毫升，番泻叶3克

做法

1. 番泻叶略洗。
2. 把鲜甘蔗汁、番泻叶置炖盅内，盖上盅盖，放入锅中隔水蒸熟，滤去渣滓即可。

用法

分1~2次服完。

功效应用：生津止渴，清热通便。适用于热盛伤津所致便秘。

245

肉苁蓉

选购要点

以密被鳞片、条粗壮、色棕褐、质柔润者为佳。

保存要点

置于通风干燥处、无异味的地方。

用法用量

煎服。9~15克。

功效

补肾助阳，润肠通便。

应用

1. 肾虚阳痿、遗精早泄及腰膝冷痛、筋骨痿弱等。
2. 老年人及病后、产后津液不足所致肠燥便秘。

注意事项

1. 性欲旺盛、精关不固的遗精者不宜用。
2. 脾虚便溏者应慎用。
3. 在煎制肉苁蓉时不宜使用铁制或铜制器皿，以免降低药效。

肉苁蓉枸杞粥

材料

肉苁蓉20克，枸杞子10克，粳米30克
调味料：蜂蜜1茶匙

做法

1. 粳米淘洗干净，沥干水分；枸杞子洗净，备用。
2. 肉苁蓉洗净，浸泡后切碎。
3. 先将肉苁蓉放入砂锅中，加入适量水，用文火炖煮至烂，捞出渣后在汤中放入枸杞子和粳米煮成粥，粥成调入蜂蜜即可。

用法

随量分次食用。

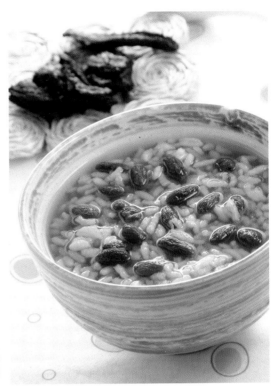

功效应用：滋补下元，润肠通便。适用于阳虚便秘者。

熟地肉苁蓉猪腰汤

材料

熟地黄60克，肉苁蓉30克，当归9克，猪腰1对
调味料：盐适量

做法

1. 猪腰洗净，切开，去白筋膜，用盐先洗擦干净，泡在水中至没有血水后切片。
2. 熟地黄、肉苁蓉、当归分别洗净并沥干。
3. 把猪腰片、熟地黄、肉苁蓉及当归一起放入炖盅内，加入适量滚水，盖上盅盖，隔水用大火炖30分钟后，改小火续炖2~3小时，下盐调味即可。

用法

饮汤，食猪腰。

功效应用：壮腰健肾，养血润肠。适用于血虚肾弱所致便秘者。

肉苁蓉海参炖瘦肉

材料

肉苁蓉15克，枸杞子15克，猪瘦肉160克，海参100克
调味料：盐适量

做法

1. 猪瘦肉洗净，汆水备用。
2. 肉苁蓉洗净，泡软。
3. 海参预先用温水浸泡数小时，洗净切块状。
4. 把所有材料放入炖盅内，加入适量滚水，盖上盅盖，隔水用猛火炖30分钟后，改慢火再续炖3小时，下盐调味即可。

用法

饮汤，食海参、瘦肉。

功效应用：健脾益气，润肠通便。适用于气阴不足所致便秘者。

锁阳

选购要点
以体肥条长、体重、断面肉质粉性、不显筋脉者为佳。

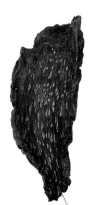
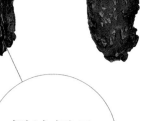

保存要点
置于通风干燥处。

用法用量
煎服。10~15克。

功效 补肾阳，益精血，润肠道。

应用
1. 肾虚阳痿、腰膝无力、遗精滑泄等。
2. 精血津液虚损所致肠燥便秘。

注意事项
1. 对于阴虚火旺之精关不固的遗精者不宜用。
2. 脾虚便溏者应慎用。

锁阳猪腰汤

材料

锁阳30克，红枣40克，玉竹、芡实各20克，猪腰1对，猪瘦肉320克，姜1片
调味料：盐适量

做法

1. 猪腰切开边，去白筋膜，用盐擦洗干净，泡在水中至没有血水。猪瘦肉洗净，与猪腰分别汆水，备用。
2. 玉竹、锁阳、芡实、红枣、姜分别洗净。
3. 瓦煲内加入适量水，猛火煲至水滚，放入以上材料，水再滚起，改中火续煲3小时，下盐调味即可。

用法

饮汤，食猪腰及瘦肉。

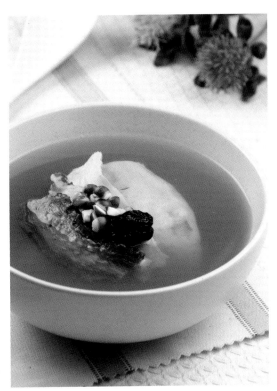

功效应用：壮腰健肾，润肠通便。适用于阴血不足所致便秘者。

锁阳羊肉粥

材料

锁阳10克，粳米100克，羊肉(瘦)100克
调味料：盐适量

做法

1. 粳米淘洗干净，沥干水分。锁阳洗净，备用。
2. 将羊肉洗净，放入滚水中煮5分钟，取出冲洗干净，细切。
3. 砂锅内加入适量水，先煎锁阳，去渣；后加入羊肉与粳米同煮为粥。

用法

食粥及羊肉。

功效应用：温阳补肾，润肠通便。适用于阳虚便秘者。

锁阳木耳猪肠汤

材料

锁阳、木耳各30克，猪大肠1条
调味料：盐适量

做法

1. 猪大肠去脂肪黏膜，用盐稍腌，搓擦干净，用水冲洗，然后切段备用。
2. 木耳浸透，洗净，撕成小块。锁阳洗净，备用。
3. 瓦煲内加入适量水，水沸后放入全部材料，猛火煮滚后，改中小火续煮2小时，下盐调味即可。

用法

饮汤，食猪大肠。

功效应用：温阳益精，润肠通便。适用于精血津液虚损所致肠燥便秘者。

松子仁

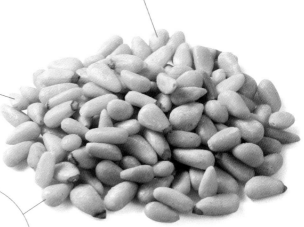

性味 性温，味甘。

归经 归肺、肝、大肠经。

选购要点
以外表干燥不潮湿、颗粒大而饱满、颜色白净、无异味、带清香气味者为佳。

保存要点
放在密封的罐中，置于阴凉的地方，防止泛油、受潮现象发生，并且应尽早食用。

用法用量
煎服。5~10克。

功效 润肠通便，润肺止咳。

应用
1. 津枯肠燥便秘。
2. 肺燥干咳。

注意事项 脾虚便溏、湿痰者禁用。

松子仁粥

材料

小麦米、熟松子仁各30克，大米100克

调味料：盐适量

做法

1. 大米及小麦米淘洗干净，用水浸泡30分钟。
2. 锅内加入适量水，猛火煲至水滚，放入大米及小麦米，再滚后改文火煮至粥成，加入熟松子仁，下盐调味即可。

用法

随量分次食用。

功效应用：健脾益气，润肠通便。适用于气虚津少所致便秘者。

松子核桃糕

材料

熟松子仁、熟核桃仁、麦芽糖各300克、砂糖100克，水200毫升，盐半茶匙

做法

1. 将熟松子仁和熟核桃仁（压碎）；如用生的松子仁和核桃仁，放入烤箱用150℃烤熟并保温。
2. 麦芽糖、砂糖、盐和水一起放入锅中，一边用小火煮，一边搅拌；等糖完全溶化后就可以调到中火，待滚起时离火。
3. 把热松子仁和热核桃碎倒入锅中和糖浆拌匀，再均匀倒入铺上烤盘布的烤盘上。盖上另一张烤盘布，用擀面棍擀平。
4. 等温度稍降，烤盘布就可以轻松取下；趁热切块，若放凉时再切就会碎裂。

用法

作点心食用。

功效应用：补肾健脑，润肠通便。适用于肾虚健忘、肠燥便秘者。

翠玉瓜松子肉丁

材料

松子仁25克，翠玉瓜500克，猪瘦肉180克，蒜茸5克

腌料：豉油2茶匙、砂糖、淀粉及油各1茶匙

调味料：油适量

做法

1. 翠玉瓜去皮去瓤，洗净切小粒。
2. 猪瘦肉洗净，切小粒，加腌料略腌。
3. 松子仁用清洁湿布抹过，备用。
4. 烧热锅，下油，炒熟翠玉瓜粒，盛起。
5. 再烧热锅，下油爆香蒜茸，加入猪瘦肉粒，炒香至熟；再将翠玉瓜粒回锅，下松子仁炒匀，便可上碟。

用法

日常佐餐。

功效应用：健脾益气，润肠通便。适用于气虚津少所致便秘者。

郁李仁

归经 归大肠、小肠、脾经。

性味 性平，味辛、苦、甘。

选购要点
以表面土黄色或棕黄色，沉实饱满，无杂质、无霉变、不泛油、无虫蛀者为佳。

保存要点
置于通风干燥处，注意防霉、防蛀。

用法用量
煎服。6~12克。

功效	润肠通便，利尿消肿。

应用	1.肠燥便秘。 2.小便不利、水肿、脚气等。

注意事项	孕妇慎用。

郁李苡仁饭

材料

郁李仁24克，薏苡仁30克

做法

1. 将郁李仁洗净，研烂，备用。

2. 薏苡仁洗净，用水浸泡30分钟。

3. 砂锅内加入4碗水，大火煮滚后，放入郁李仁碎，用慢火煎成2碗，滤渣取汁。将薏苡仁加入郁李仁汁内煮成饭即可。

用法

分2次食。

功效应用：健脾祛湿，润肠通便。适用于湿困中焦、津液不足所致便秘者。

郁李仁罗汉果粥

材料

郁李仁15克，罗汉果半个，粳米50克
调味料：冰糖适量

做法

1. 粳米淘洗干净，沥干水分，备用。

2. 将郁李仁洗净，研成粉末。

3. 罗汉果洗净，用纱袋装好。

4. 将所有材料放入砂锅内，加适量水，大火煮滚后，撇去浮沫，改小火慢煨成稠粥，取出纱袋，加入适量冰糖调味即可。

用法

温热食用。

功效应用：润燥通便。适用于肠燥便秘者。

郁李仁山药粥

材料

郁李仁15克，鲜山药30克，粳米60克
调味料：盐适量

做法

1. 粳米淘洗干净，沥干水分，备用。

2. 将郁李仁浸泡洗净，去皮，微炒。

3. 鲜山药去皮，洗净，切粒状。

4. 将郁李仁放入砂锅内，加适量水，煎煮30分钟，去渣留汁备用。

5. 在郁李仁汁中加入粳米及鲜山药粒，共煮至成粥，下盐调味即可。

用法

每日早晚温热服食。

功效应用：健脾益气，润肠通便。适用于气津虚少所致便秘者。

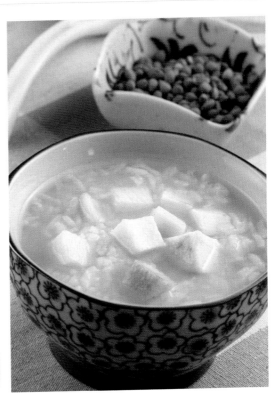

桑枝

归肝经。

性平，味苦。

选购要点
以质嫩、断面黄白色者为佳。

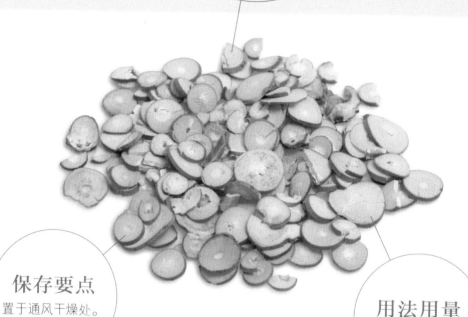

保存要点
置于通风干燥处。

用法用量
煎服。15~30克。

功效
祛风通络，通利关节，行水消肿。

应用
1.风湿痹痛、四肢拘挛，尤以肩背酸痛、经络不利为常用。
2.肌肤风痒证。

注意事项
寒饮束肺者不宜服之。

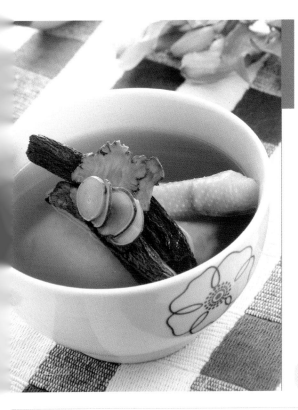

桑枝通络汤

材料

老桑枝30克，丹参15克，川芎15克，母鸡1只
调味料：盐适量

做法

1. 将鸡洗净，氽水备用。
2. 老桑枝、丹参、川芎分别洗净。
3. 将以上材料放入瓦煲中，加入适量水，先用大火煮沸，再转中慢火煮至鸡肉熟烂为止，下盐调味即可。

用法

饮汤，食鸡。

功效应用：通经络，祛风湿。

桑枝血藤鸡蛋汤

材料

全当归、鸡血藤各15克，桑枝20克，鸡蛋3个
调味料：盐适量

做法

1. 将鸡蛋与药材分别洗净。
2. 各材料放入锅中，加适量水，大火煮至蛋熟后去壳，再放入锅中煮5~10分钟，下盐调味即可。

用法

饮汤，食鸡蛋。每日3次，每次1个鸡蛋。

功效应用：补血滋阴，通经活络。

桑枝红枣粥

材料

桑枝30克，红枣10粒，大米50克
调味料：盐适量

做法

1. 桑枝洗净，用水煎30分钟，去渣，取汁。
2. 加大米、红枣同煮成粥，下盐调味即可。

用法

食粥，食红枣。

功效应用：通经活络，祛风养血。

桑寄生

选购要点

以干燥、外皮棕褐色、
条匀、叶多、
附有桑树干皮者为佳。

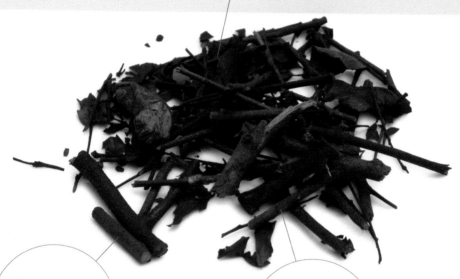

保存要点

置于阴凉干燥处，
注意防蛀。

用法用量

煎服。10~15克。

功效　祛风湿，益肝肾，强筋骨，安胎。

注意事项　本品具有利尿作用，所以夜尿多而易影响睡眠者不宜用。

应用

1. 风湿痹痛、腰膝酸软等。
2. 肝肾不足所致腰膝酸痛、脚膝痿弱无力等。
3. 胎漏下血、胎动不安等。
4. 本品还有降压作用，近年来临床上常用于高血压。

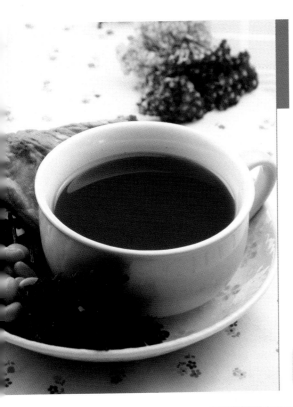

桑夏瘦肉汤

2人量

材料

桑寄生90克，夏枯草15克，黄豆20克，猪瘦肉200克

调味料：盐适量

做法

1. 将桑寄生、夏枯草洗净；黄豆泡水30分钟。
2. 猪瘦肉洗净，切块，汆水。
3. 把全部材料一起放入瓦煲内，加水适量，用武火煮沸后，改文火续煮2小时，下盐调味即可。

用法

饮汤，食肉，食适量黄豆。

功效应用：益肝肾，清肝热。适用于腰膝酸软、目赤肿痛、口苦咽干。

寄生黄芪鸡汤

1人量

材料

桑寄生30克，黄芪12克，母鸡半只(约250克)，红枣20克，姜1片

调味料：盐、油各适量

做法

1. 将鸡洗净并斩块，然后起油锅，用姜爆香备用。
2. 桑寄生除去杂质，洗净。
3. 黄芪、红枣洗净，红枣去核。
4. 把全部材料一起放入锅内，加水适量，用武火煮沸后，改文火续煮3小时，下盐调味即可。

用法

饮汤，食鸡肉。

功效应用：益气养血，调养肝肾。适用于气血虚弱、肝肾不足所致疲倦乏力、腰膝酸软。

桑寄生蛋茶

1人量

材料

鸡蛋3个，桑寄生15克，南枣3粒

做法

1. 桑寄生洗净，备用。
2. 鸡蛋、桑寄生及南枣放入锅内，加适量水同煮。
3. 待鸡蛋熟后，捞出鸡蛋，剥去外壳，将鸡蛋再放入锅中煮片刻，去药渣后即成。

用法

饮汤，食鸡蛋。每日3次，每次1个鸡蛋。

功效应用：补肝肾，强筋骨，祛风湿。适用于肝肾不足所致腰膝酸痛、脚膝无力、风湿痹痛。

五加皮

性味 性温，味辛、苦。

归经 归肝，肾经。

选购要点
以干燥、粗长、肉厚、气香、断面淡灰黄色、洁净者为佳。

保存要点
置于通风干燥处，注意防霉、防蛀。

用法用量
煎服。5~15克。

功效 祛风湿，补肝肾，强筋骨，利小便。

应用
1. 风湿痹痛、腰膝酸痛。
2. 肝肾不足、脚膝痿弱无力、小儿行迟等。
3. 水肿、小便不利。

注意事项 阴虚火旺者慎用。

五加皮二子猪肝汤

材料

冬菇30克，枸杞子30克，五味子、五加皮各10克，猪肝250克

腌料：淀粉、盐、酒、油各1茶匙

调味料：盐适量

做法

1. 冬菇洗净，泡软，去蒂；五加皮、五味子及枸杞子洗净，装入纱袋内扎紧袋口。
2. 猪肝洗净，用腌料略腌。
3. 烧热沸水，以上四种材料与猪肝共入砂锅内，文火煮，待猪肝熟，捞出纱袋，下盐即可。

用法

饮汤，食猪肝、冬菇。

功效应用：补肝益肾，强身壮体。适用于肝肾不足所致腰膝酸痛、目涩眼蒙、水肿等。

五加皮炖鸡

材料

五加皮10克，鸡血藤10克，红枣12克，姜1片，母鸡半只（约250克）

调味料：盐适量

做法

1. 将鸡洗净，氽水备用。
2. 五加皮、鸡血藤、红枣及姜洗净，红枣去核。
3. 将所有材料连同3碗水放进炖锅内，炖3小时，下盐调味即可。

用法

饮汤，食鸡肉。

功效应用：祛风除湿、活血止痛。适用于肝肾不足所致风湿痹痛、腰膝酸痛。

五加皮猪骨汤

材料

五加皮30克，黄芪25克，薏苡仁50克，茯苓20克，猪脊骨500克

调味料：盐适量

做法

1. 将猪脊骨斩件，氽水，洗净。
2. 五加皮等药材洗净，一起装入纱袋中，扎紧袋口。
3. 锅内加适量水烧沸，把猪脊骨及药材袋放进锅中，大火煲滚后，改小火续煲半小时，至骨肉烂熟为止，下盐调味即可。

用法

饮汤，食猪骨肉。

功效应用：补骨益髓，强筋壮骨，健脾祛湿。适用于肝肾不足、脾虚湿盛所致风湿痹痛、疲倦身重等。

丝瓜络

性味 性凉，味甘。

归经 归肺、肝、胃经。

选购要点

以茎条细、质韧、洁白、无残皮种子、无霉斑者为佳。

保存要点

置于通风干燥处，注意防霉、防蛀。

用法用量

煎服。15~30克（鲜品30~60克）。

功效 祛风除湿，舒筋经络，清热散结，化痰止咳。

注意事项 脾胃虚寒者慎用。

应用
1. 风湿肢体麻木、腰膝酸痛。
2. 血瘀血枯所致月经不调。
3. 咳嗽痰多。
4. 肝胃热结所致乳痈。
5. 肝气郁滞所致胸胁痛。

祛斑茶

材料

丝瓜络15克，茯苓20克，僵蚕5克，白菊花10克，玫瑰花5朵，红枣5粒

做法

1. 所有材料洗净，红枣去核。
2. 各材料加水浓煎45分钟，去渣取汁饮用。

用法

代茶饮。

注：药渣可再煎取汁，温敷外洗脸部。

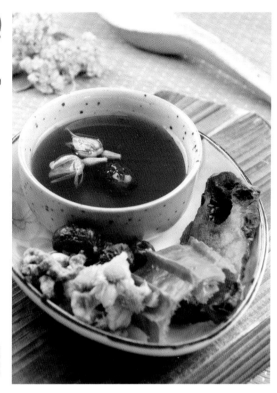

功效应用：清热祛风，除湿通络。适用于风湿肢体麻木、腰膝酸痛等。

黄芪丝瓜络焖鳝鱼

材料

黄芪40克，丝瓜络30克，鳝鱼500克，丝瓜100克，姜1片，红辣椒丝、葱白各少许

调味料：盐、油、酒、豉油各适量

做法

1. 黄芪、丝瓜络洗净，加水适量共煎取药汁100毫升。
2. 鳝鱼去头去骨，取净肉，切片，加入少许盐、酒、豉油稍腌。丝瓜刨去外皮，切厚片。
3. 鳝鱼片在热油锅内爆炒至卷起发泡，盛起。
4. 烧热油锅，将姜片、丝瓜略炒。加入鳝鱼片、红辣椒丝，混炒后加入药汁，放葱白，下盐调味即成。

用法

佐餐食用。

功效应用：益气养血，通经活络。适用于气血不足、风湿痹阻所致腰膝酸痛、疲倦乏力、气短声低者。

对虾通草丝瓜汤

材料

对虾2只，通草6克，丝瓜络10克，姜丝少许

调味料：盐适量

做法

1. 对虾、通草、丝瓜络清洗干净。
2. 各材料放入锅，加水煎30分钟后放入姜丝和盐，即成。

用法

饮汤，食虾。

功效应用：补肾壮阳，通络止痛。适用于肾阳虚弱所致畏寒肢冷、腰酸背痛者。

两面针

性味 性温，味辛、苦。

归经 归肝、胃经。

选购要点

以干燥、根皮淡黄色、质硬、味苦、有麻舌感者为佳。

保存要点

置于通风干燥处，注意防霉、防蛀。

用法用量

煎服。6~15克。外用适量。

功效 祛风通络，消肿止痛。

应用
1. 风湿痹痛。
2. 咽喉肿痛、牙疼、胃痛。
3. 用作表面麻醉、局部麻醉。
4. 外用于毒蛇咬伤、口疮等。

注意事项
1. 本品有小毒，服用不能过量。
2. 孕妇慎用。
3. 忌与酸性食物同时服用。

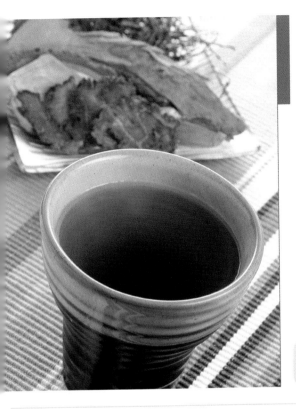

两面针徐长卿蜜饮

1人量

材料

两面针30克，徐长卿15克，川芎15克
调味料：蜂蜜30克

做法

1. 将两面针、徐长卿、川芎分别洗净，晾干或晒干，切碎备用。
2. 将所有药材同放入砂锅内，加水浸泡片刻后用大火煮30分钟，用洁净纱布过滤，去渣。待其温热时，拌入蜂蜜调匀即成。

用法

早晚2次饮用。

功效应用：祛风通络，行气止痛。适用于风湿痹痛。

两面针蛋茶

1人量

材料

两面针30克，鸡蛋2个
调味料：红糖适量

做法

1. 鸡蛋洗净，与两面针同放入锅中，加适量水同煮至蛋熟。
2. 鸡蛋去壳后加红糖再煮5分钟，去渣即可食用。

用法

饮汤，食鸡蛋。

功效应用：祛风通络，消肿止痛。适用于风湿痹痛兼阴血虚者。

两面针绿豆粥

1~2人量

材料

两面针15克，绿豆25克，粳米100克
调味料：盐适量

做法

1. 绿豆泡5小时，洗净，备用。
2. 两面针放入锅中，加适量水煎取汁液。
3. 粳米洗净与绿豆同煮成稀粥。
4. 加入两面针药液，稍煮，下盐调味即成。

用法

温热服食。

功效应用：清热解毒，消肿止痛。适用于风湿痹痛兼热盛者。

防风

选购要点
以条粗壮、
断面皮部色浅棕、
本部色淡黄者为佳。

保存要点
置于通风干燥处，
注意防霉、防蛀。

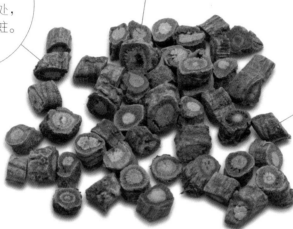

用法用量
煎服。3~10克。

功效 祛风解表，胜湿止痛，止痉，止泻，止血。

注意事项 阴虚火旺、血虚发痉者慎用。

应用
1. 感冒风寒，发热恶寒，头痛、身痛。
2. 风湿痹痛。
3. 破伤风、牙关紧闭、角弓反张。
4. 肝郁侮脾引起的腹痛泄泻。
5. 便血、崩漏。

防风黄芪饮

1~2人量

材料

黄芪12克，党参12克，白术8克，防风4克，红枣5粒，猪瘦肉100克

调味料：盐适量

做法

1. 将所有药材洗净。红枣去核。
2. 瘦肉洗净，余水备用。
3. 锅内加水5碗，用大火煮滚，放入所有材料，煮滚后改用小火熬约30分钟，下盐调味即可。

用法

饮汤，食肉。

功效应用：益气固表。适用于表虚自汗者，以及预防感冒。

防风粥

1~2人量

材料

防风15克，葱白3条，姜1片，大米100克

调味料：盐适量

做法

1. 先将防风、葱白、姜分别洗净，葱白切段。
2. 各材料同放入砂锅内，加适量水，煎取药汁，然后去渣取汁，待用。
3. 大米洗净，放入砂锅内加适量水煮粥，待粥将熟时加入药汁煮成稀粥，下盐调味。

用法

温热服食。每日2次。

功效应用：祛风解表。适用于风寒感冒初期。

羌防翠藤鱼汤

2人量

材料

羌活、防风各10克，络石藤12克，鲤鱼300克，大葱段、姜丝各少许

调味料：料酒、盐各适量

做法

1. 将羌活、防风、络石藤用纱袋包好，放入砂锅内，加水600毫升，用大火煮滚，再用文火煮20分钟，去渣取汁。
2. 将鲤鱼去内脏，洗净。
3. 把鲤鱼放入盛有水的砂锅内，加入大葱段、姜丝、料酒、盐，用大火煮开后，改小火续煮20分钟左右；再加入药汁用小火煮5分钟，即可。

用法

饮汤，食鱼。

功效应用：祛风止痛，健脾益气。适用于风湿痹痛兼气短乏力等气虚者。

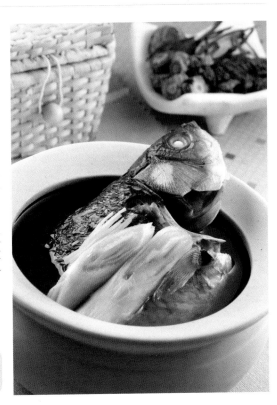

白芷

归经 归肺、胃经。

性味 性温，味辛。

选购要点

以独支、条粗壮、体重、坚硬、粉性足、香气浓者为佳。

保存要点

置于通风干燥处，注意防霉、防蛀。

用法用量

煎服。3~10克。

功效 祛风解表，通窍，止痛，消肿排脓，燥湿止带。

应用
1. 感冒风寒、头痛、鼻塞等。
2. 头痛、眉棱骨痛、齿痛。
3. 疮疡肿痛。
4. 妇女带下过多。

注意事项 阴虚血热者不宜服；服用过量白芷可引起中毒反应，其临床表现为恶心、呕吐、头晕、气短、出汗、血压升高、烦躁等；个别患者使用白芷可引起变态反应。

川芎白芷炖鱼头

材料

川芎、白芷各12克，天麻9克，大鱼头250克，姜1片

调味料：盐适量

做法

1. 川芎、白芷、天麻和姜洗净。
2. 大鱼头冲水洗净，洗去血污，斩件。
3. 将川芎、白芷、天麻、姜片、大鱼头放入炖盅内，加适量水，盖上盅盖，放入锅内中，隔水炖约3小时。下盐调味即可。

用法

饮汤，食鱼。

功效应用：行气活血，祛风止痛。适用于头风头痛。

美白祛斑粥

材料

白芷10克，茯苓30克，薏苡仁50克，山药12克，陈皮10克

调味料：盐适量

做法

1. 将白芷、茯苓洗净；陈皮洗净，刮去瓤。
2. 薏苡仁、山药洗净，用水泡半小时。
3. 把白芷、茯苓、陈皮放入锅内，加水适量，武火煮半小时，去渣。放入薏苡仁、山药，煮滚后改文火煮至稀粥，下盐调味即成。

用法

食粥。

功效应用：祛湿化痰、降浊止痛。适用于黄褐斑偏湿盛者。

白芷羊肉汤

材料

白芷20克，南枣5粒，羊腿肉100克，葱段、姜片各适量

调味料：料酒、盐各适量

做法

1. 白芷、南枣洗净备用。
2. 羊腿肉洗净，切小块，滚水浸泡2小时，捞起再洗净。
3. 将羊腿肉置于锅中，加料酒、姜片、葱段，用水煮开，撇去浮沫。再加白芷、南枣，武火煮5分钟，改文火续煮30分钟，下盐调味即可。

用法

饮汤，食羊腿肉与南枣。

功效应用：温阳补血，祛寒通络。适用于寒客经脉所致头痛、关节痛等。

藁本

性味 性温，味辛。

归经 归膀胱、肝经。

性味 性温，味辛。

归经 归膀胱、肝经。

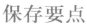

选购要点
以身干、整齐、质较硬、
断面黄色或黄白色、
纤维状、香气浓者为佳。

保存要点
置于通风干燥处，
注意防霉、防蛀。

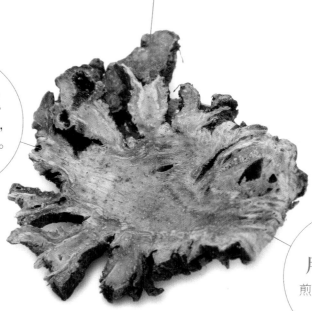

用法用量
煎服。3~10克。

功效 祛风散寒，胜湿止痛。

注意事项 阴血亏虚、肝阳上亢、火热内盛引起的头痛不宜用。

应用
1. 外感风寒、头痛，以及巅顶头痛等。
2. 风寒湿邪所引起的风湿痹痛、肢节疼痛。

藁本防风煲羊肉

 1~2人量

材料

杭白菊20克，川芎10克，防风15克，羌活12克，藁本10克，羊肉200克

调味料：盐适量

做法

1. 羊肉洗净，斩件氽水。
2. 杭白菊、川芎、防风、羌活、藁本全部洗净。
3. 锅内烧沸水，所有材料放入锅内，用武火煮滚后，改文火煲1.5小时，至羊肉熟透，下盐调味即可。

用法

饮汤，食羊肉。

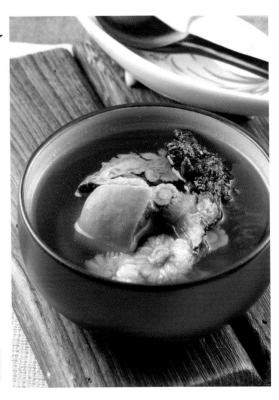

功效应用：温阳散寒，胜湿止痛。适用于风湿痹痛兼阳虚者。

羌本芎术粥

 2人量

材料

羌活、藁本、川芎、苍术各10克，大米100克

调味料：盐适量

做法

1. 将所有药材洗净，放入锅中，加适量水，浸泡5~10分钟后，煎煮取汁。
2. 大米洗净，放入锅中，加适量水煮为稀粥，待粥将熟时，加入药汁，略煮，下盐调味即成。

用法

食粥。

功效应用：祛风胜湿。适用于风湿痹痛兼湿盛者。

藁本菊花茶

 1人量

材料

菊花、藁本各10克

做法

1. 菊花、藁本洗净。
2. 放入锅中用水煎30分钟，去渣即可。

用法

饮茶。

功效应用：祛风胜湿，清肝明目。适用于头痛眼蒙、偏风盛者。

苍耳子

选购要点

以身干、粒大饱满、色黄绿、无杂质者为佳。

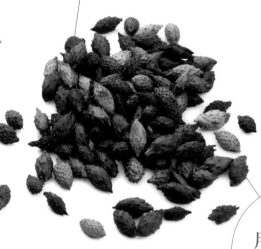

保存要点

置于阴凉干燥处，注意防霉、防蛀。

用法用量

煎服。3~10克。

功效

发汗，散风湿，通鼻窍，止痛。

注意事项

1. 血虚头痛不宜用。
2. 过量服用易致中毒。

应用

1. 慢性鼻炎、慢性气管炎。
2. 风寒头痛、风湿痹痛。
3. 风疹、湿疹等。

川芎白芷蜜饮

材料

川芎15克，白芷10克，麦冬12克，苍耳子10克

调味料：蜂蜜适量

做法

1. 将川芎、白芷、麦冬、苍耳子洗净。
2. 各材料同放入砂锅内，加水浸泡片刻，煎煮30分钟后，用洁净纱布过滤，去渣，取汁液放入容器内。
3. 待其温热时，加入蜂蜜拌匀即成。

用法

待温后饮用。

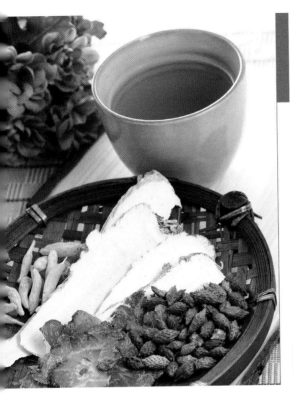

> 功效应用：行气通窍，活血止痛。适用于慢性鼻炎、风寒头痛、风湿痹痛者。

苍耳子茶

材料

苍耳子12克，辛荑9克，薄荷4克，黄芪10克，葱白3根

做法

1. 将所有药材洗净。
2. 各材料同放砂锅内，加适量水同煮30分钟，即成。

用法

代茶饮用。

> 功效应用：益气固表，发汗通窍。适用于慢性鼻炎。

苍耳子红枣茶

材料

苍耳子10克，红枣6粒

调味料：红糖适量

做法

1. 苍耳子、红枣洗净，红枣去核。
2. 锅内加适量水，放入上述材料同煲20分钟，加入红糖即成。

用法

代茶饮用。

> 功效应用：散寒通窍。适用于慢性鼻炎兼血虚者。

杏仁

归经 归肺、大肠经。

性味 性温，味甘、苦。

选购要点
以颗粒均匀、饱满、整齐不碎者为佳。

保存要点
置于通风干燥处，注意防霉、防蛀、防泛油。

用法用量
煎服。3~10克。

功效	止咳平喘，润肠通便。

应用	1.咳嗽气喘。 2.肠燥便秘。

注意事项	1.本品有小毒，用量不宜过大。 2.婴儿慎用。

麦杏无花果汤

材料

杏仁12克，无花果5个，麦冬20克，猪瘦肉少许
调味料：盐适量

做法

1. 猪瘦肉洗净，汆水备用。
2. 麦冬、杏仁洗净，用水浸泡30分钟；无花果略洗净。
3. 锅内加水适量，大火煮滚后放入所有材料，再滚后改小火续煮2小时，下盐调味即可。

用法

饮汤，食无花果。

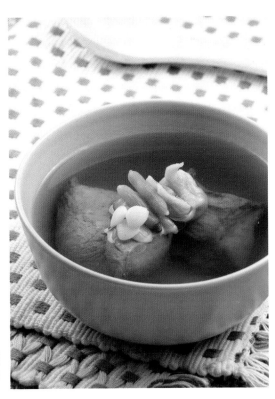

功效应用：滋阴润肺，止咳化痰。适用于肺燥咳嗽、口干咽燥、口渴少津者。

木瓜银耳杏仁糖水

材料

木瓜1个，银耳15克，杏仁12克
调味料：冰糖适量

做法

1. 木瓜洗净削皮，去子，切粒。
2. 银耳用水泡软，去蒂，剪成小块。
3. 杏仁洗净，用水浸泡30分钟，沥干备用。
4. 锅内加水5碗，大火煮滚后放入银耳、杏仁，再滚后改小火续煮30分钟，加入冰糖，至糖溶解后下木瓜，再煮5分钟即可。

用法

饮糖水，食木瓜、银耳。

功效应用：润肠通便，滋阴养颜。适用于肠燥便秘、皮肤干燥无华。

杏仁山药奶茶

材料

原杏仁20克，山药50克，牛奶400毫升
调味料：砂糖适量

做法

1. 原杏仁、山药洗净，用水浸泡一夜。
2. 杏仁去皮，连同山药一起放进搅拌机内，加适量水，磨为粉浆。
3. 把粉浆、砂糖放入锅中，加入适量水，用文火煮，并不停地搅拌，煮沸后加入牛奶略煮即可。

用法

饮奶。

功效应用：健脾润肺，美白养颜。适用于肺脾虚弱引起的皮肤干燥多皱、肤色沉暗者。

川贝

选购要点

以粒小、均匀、
完整、质坚实、
色白而有光泽者为佳。
松贝品质最佳，
青贝次之，
炉贝又次之。

保存要点

置于通风干燥处，
注意防霉、防蛀。

用法用量

煎服，3~10克。
研粉吞服1~2克。

功效 润肺止咳，清热化痰，散结消肿。

应用
1.肺虚久咳、痰少咽燥及肺热燥咳等。
2.瘰疬、疮痈肿毒及肺痈、乳痈等。

注意事项 不宜与乌头同时食用。

川贝炖雪梨

材料

川贝6克，雪梨1个
调味料：冰糖适量

做法

1. 雪梨洗净，切去蒂部，挖出雪梨核。
2. 川贝研粉，与冰糖同放入雪梨内部，盖回蒂部，用牙签穿连，放入炖盅内，加水适量，炖煮1小时即可。

用法

饮汤，食梨。

功效应用：化痰止咳，润肺养阴。适用于干咳少痰、口干咽燥者。

川贝炖鳄鱼肉

材料

川贝、生切山药各10克，陈皮1角，鳄鱼肉干60克，猪瘦肉80克
调味料：盐适量

做法

1. 川贝、山药、陈皮洗净，用水浸泡15分钟；陈皮刮去瓤。
2. 将鳄鱼肉干、瘦肉洗净，余水备用。
3. 所有材料放进炖盅内，加水2.5碗，炖煮3小时，下盐调味即可。

用法

饮汤。

功效应用：宣肺平喘，化痰止咳。适用于咳喘少痰、咽干口燥者。

川贝杏仁猪肺汤

材料

川贝、杏仁各10克，猪肺1个，陈皮半个
调味料：盐适量

做法

1. 将猪肺喉部套入水龙头上，灌入水，令猪肺胀大充水，用手挤压令水去。反复多次，至猪肺洗至白色，再将猪肺切成块状，余水捞起备用。
2. 川贝、杏仁及陈皮洗净，用水浸泡15分钟；陈皮刮去瓤。
3. 把所有材料一同放入砂锅内，加适量水，大火煮滚后改小火续煮3小时，下盐调味即可。

用法

饮汤，食猪肺。

功效应用：润肺化痰、止咳。适用于干咳少痰，或咯痰不爽者。

川贝粥

材料

川贝6克，粳米100克
调味料：盐适量

做法

1. 粳米、川贝淘洗干净，用水浸泡30分钟，捞出沥干水分。
2. 锅中加入约1升水，将粳米、川贝放入，先用旺火烧沸，再改小火熬煮，粥将成时下盐调味即可。

用法

食粥。

功效应用：调补脾胃，润肺止咳。适用于口干咽燥、胃口欠佳、干咳少痰者。

浙贝母

归经 归心、肺经。

性味 性寒，味苦。

选购要点

以鳞片肥厚、粉质、坚实、色洁白者为佳。

保存要点

置于通风干燥处，注意防霉、防蛀。

用法用量

煎服。3~10克。

功效	清热化痰，开郁散结。

应用	1.外感风热咳嗽、郁火痰结咳嗽、咳痰黄稠等症。 2.瘰疬、疮痈肿毒及肺痈、乳痈等。

注意事项	不宜与乌头同时食用。

浙贝杏仁露

材料

浙贝母10克，甜杏仁8克

调味料：冰糖适量

做法

1. 先将浙贝母、甜杏仁洗净，用水浸泡片刻；甜杏仁去衣。
2. 将浙贝母、甜杏仁放入砂锅内，加适量水用大火煮沸后，加入冰糖续煮30分钟，去渣留汁，待凉后即可饮用。

用法

饮糖水。

功效应用：清热化痰，润肺止咳。适用于咳痰色黄、口干咽燥者。

夏蒲浙银汤

材料

浙贝母、蒲公英、夏枯草、金银花各30克，猪瘦肉300克，蜜枣4粒

调味料：盐适量

做法

1. 将浙贝母、蒲公英、夏枯草、金银花、蜜枣分别洗净，沥干水分，备用。
2. 瘦肉洗净，汆水备用。
3. 瓦煲内加入适量水，大火煮滚后将以上材料全部放入，用猛火煮15分钟，然后改中火续煮2小时左右，下盐调味即用。

用法

饮汤。

功效应用：清热解毒，散结消肿。适用于热毒偏盛引起的淋巴肿痛、皮肤红疮者。

玄贝利咽茶

材料

浙贝母、玄参、桔梗各10克，甘草6克

做法

1. 所有材料洗净，用水浸泡15分钟，沥干备用。
2. 将所有材料放入砂锅中，加水4碗，大火煮滚后，改小火续煮30分钟即可。

用法

分次慢慢饮用汤水。

功效应用：清热解毒，止咳化痰。适用于咳痰色黄、口干咽燥者。

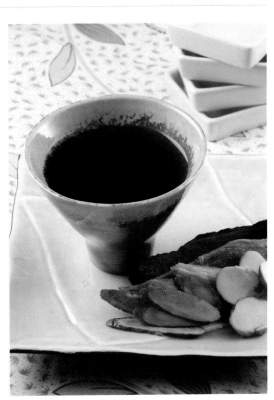

桔梗

归经 归肺经。

性味 性平，味苦、辛。

选购要点
以条肥大、色白、体实、味苦者为佳。

保存要点
置于通风干燥处，注意防霉、防蛀。

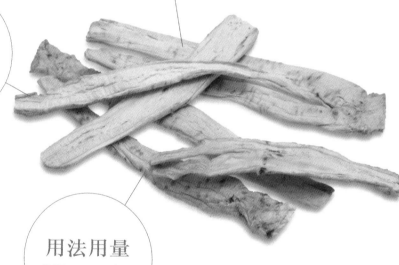

用法用量
煎服。3~10克。

功效 宣肺祛痰，利咽，排脓。

应用
1. 咳嗽痰多及咽痛喑哑等。
2. 肺痈（化脓性肺病）及咽喉肿痛等。

注意事项
1. 阴虚火旺咳血、久咳、呕吐、眩晕、麻疹不发等不宜用。
2. 胃溃疡者慎用。

桔梗甘草茶

材料

苦桔梗、玄参、甘草各100克

做法

将所有材料研末，混合，分成10小包，泡茶用。

用法

咽喉干痛时频频慢饮，每次1小包，热水冲泡服。

功效应用：化痰止咳，清热利咽。适用于咽喉干痛、咳嗽痰少者。

清润化痰糕

材料

桔梗、葛根、天花粉各10克，绿豆粉500克，砂糖150克

做法

1. 将桔梗、葛根及天花粉研成粉末。
2. 将所有材料放在盘内搅匀，加水调至稠状，放入器皿内，烧沸水，隔水蒸约30分钟至熟，用刀切成小块即成。

用法

每次食3~4块。

功效应用：清热生津，祛痰止咳。适用于口干咽燥、干咳少痰或口渴喜饮者。

桔梗雪梨粥

材料

桔梗12克，南、北杏仁各10克，红枣3粒，雪梨2个，粳米100克

调味料：盐适量

做法

1. 粳米淘洗干净，南、北杏仁洗净，沥干备用。
2. 将雪梨、桔梗及红枣洗净，切碎，同放入锅中加水煮30分钟，隔汤去渣。再加粳米及南、北杏仁，共煮成粥，下盐调味。

用法

食粥。

功效应用：清热化痰，润肺止咳。适用于干咳少痰、鼻咽干燥者。

瓜蒌

性味 性寒，味甘。

归经 归肺、胃、大肠经。

选购要点
以身干、饱满、不泛油、无霉斑者为佳。

保存要点
置于通风干燥处，注意防霉、防蛀。

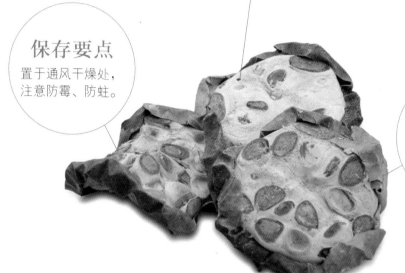

用法用量
煎服。10~15克。

功效 清肺化痰，宽胸散结，润燥滑肠。

应用
1. 肺热咳嗽、咳痰黄稠及肺痈等。
2. 胸痹胁痛及乳痈肿痛等。
3. 肠燥便秘。

注意事项 不宜与川乌、草乌同时食用。

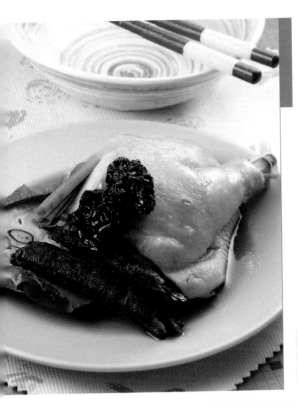

瓜蒌丹参炖鸡

2~3人量

材料

丹参20克，瓜蒌12克，红枣3粒，母鸡1只
调味料：姜片、葱段、酒、盐各适量

做法

1. 母鸡去内脏后洗净。
2. 丹参洗净，切片；瓜蒌、红枣分别洗净，备用。
3. 把丹参片、瓜蒌及红枣塞入鸡腹内，加入调味料，扎好鸡腹，放入炖盅内，隔水蒸熟即可。

用法

食鸡佐膳。

功效应用：活血宽胸，益气养血。适用于气滞血瘀、气血虚弱之胸痹胁痛、大便不畅者。

瓜蒌麦冬饮

1人量

材料

瓜蒌、麦冬各15克，芦根、白茅根各30克

做法

1. 将所有材料洗净，用水浸泡30分钟，沥干备用。
2. 砂锅内加水4碗，把所有材料放入，大火煮滚后改小火煎成2碗即成。

用法

饮茶，一日分多次饮用。

功效应用：清热化痰，生津除烦。适用于肺热咳嗽引起的咳痰黄稠、口燥咽干等。

三瓜饮

1人量

材料

冬瓜皮、西瓜皮各100克，瓜蒌根20克，甘草10克

做法

1. 将所有材料洗净，沥干备用。
2. 砂锅内加适量水，把所有材料放入，大火煮滚后改小火煎45分钟，去渣，再将汤水用小火收汁为黏稠样。

用法

每次10毫升，代茶饮。

功效应用：清热利水，化痰散结。适用于湿痰内蕴、久郁化热之口干咽燥、小便不利、咳痰色黄等。

紫苑

归经 归肺经。

性味 性温，味辛、苦。

选购要点
以根长、色紫红、质柔韧者为佳。

保存要点
置于阴凉干燥处，注意防潮、防蛀。

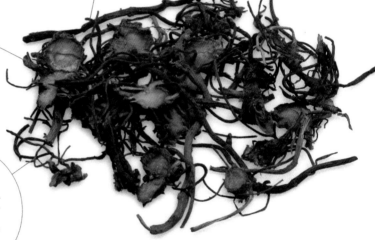

用法用量
煎服。5~10克。

功效 润肺化痰止咳。

应用
1. 咳嗽气逆，咳痰不爽。
2. 肺虚久咳、痰中带血等。

注意事项 阴虚肺燥及有实热者不宜用。

紫苑杏仁粥

材料

紫苑12克，苦杏仁10克，大米30克

调味料：冰糖适量

做法

1. 大米淘洗干净，沥干备用。
2. 苦杏仁用水浸泡后去衣。
3. 砂锅内加水适量，放入紫苑煎汤后去渣，用汤煮大米至半熟时加入杏仁，再煮成粥，调入冰糖即可。

用法

食粥。

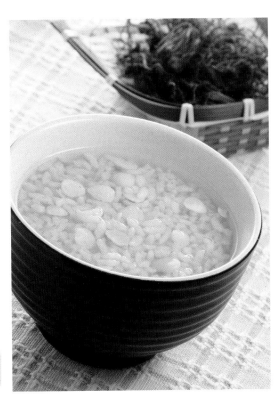

功效应用：化痰止咳，宣肺平喘。适用于咳喘咳痰不爽者。

润肺止咳蜜膏

材料

当归、紫苑、麦冬各50克

调味料：蜂蜜50克

做法

1. 当归、紫苑、麦冬分别洗净。
2. 将所有材料放入砂锅中，加水600毫升，大火煮滚后，改文火煮至200毫升，加入蜂蜜，熬汁收膏，装瓶备用。

用法

早、晚各服蜜膏10毫升。

功效应用：润肺止咳。适用于干咳少痰、大便不畅者。

紫冬茶

材料

红茶叶6克，冬花、紫苑各4克，甘草2克

做法

1. 把红茶叶、冬花、紫苑分别用开水略洗。
2. 所有材料放入保温杯内，加入滚水冲泡，每日代茶饮。

用法

频频慢饮。

功效应用：润肺止咳，化痰。适用于咳嗽气逆、咳痰不爽者。

款冬花

归经 归肺经。

性味 性温，味辛。

选购要点
以蕾大、身干、色紫、梗极短、无开放花朵者为佳。

保存要点
置于通风干燥处，注意防霉、防蛀。

用法用量
煎服。5~10克。

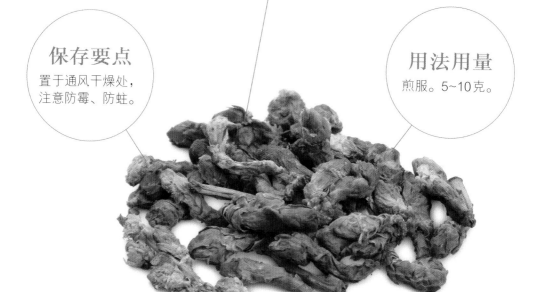

功效	止咳化痰。	应用	咳嗽气喘、肺虚久咳，尤宜于寒嗽等。
注意事项	阴虚劳嗽应慎用。		

款冬茶

材料
款冬花10克，绿茶叶20克
调味料：冰糖10克

做法
1. 款冬花、绿茶叶用开水略洗。
2. 将款冬花、绿茶叶、冰糖放入茶壶内，加入沸水冲泡，15分钟后可饮。

用法
频频饮用茶。

功效应用：润肺下气，止咳化痰。适用于咳嗽气喘、咽干口燥者。

百合款冬花饮

材料
百合30克，款冬花15克
调味料：蜜糖适量

做法
1. 百合、款冬花洗净，沥干备用。
2. 将所有材料同置砂锅中，加水适量，大火煮滚后改小火续煮45分钟，加入蜜糖调味即可。

用法
慢饮。

功效应用：润肺止咳化痰。适用于干咳少痰者。

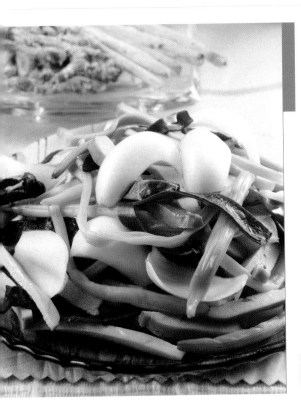

素炒百花

材料
鲜百合、北沙参各20克，款冬花10克，黄花菜、黑木耳各少许，豆腐干3块，芝麻油、盐适量

做法
1. 鲜百合剥开，撕去外皮洗净，用水氽一下。
2. 款冬花、沙参分别洗净，用水浸泡后放入砂锅中，加适量水煎煮20分钟，沥去药汁，共2~3次，以嚼尝无苦味为准，沥干备用。
3. 黄花菜、黑木耳分别洗净，用水泡发，去蒂；豆腐干洗净，切丝。
4. 热锅下油，将上述材料及药汁一同倒入锅内炒拌，熟时下盐及淋入芝麻油调味即成。

用法
食鲜百合、黄花菜、黑木耳及豆腐干。

功效应用：养阴润肺，生津止渴。适用于口渴咽干、咳嗽少痰者。

竹茹

性味 性微寒，味甘。

归经 归肺、胃经。

选购要点
以丝细薄、淡黄绿色、松软、无硬厚刺片者为佳。

保存要点
置于阴凉干燥处，注意防霉、防蛀。

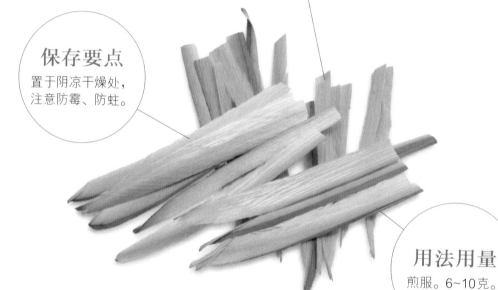

用法用量
煎服。6~10克。

功效 清热，化痰，止呕。

应用
1. 肺热咳嗽、咳痰稠厚。
2. 胃热呕吐、呃逆。

注意事项 寒痰咳喘、胃寒呕逆及脾虚泄泻者不宜服。

芦根竹茹粥

1人量

材料

鲜芦根30克，竹茹15克，姜10克，粳米100克

调味料：盐适量

做法

1. 粳米淘洗干净，沥干备用。姜洗净，切片。
2. 将鲜芦根、竹茹分别洗净，鲜芦根切成小段。
3. 砂锅内加入适量水，放入鲜芦根及竹茹同煎煮，去渣取汁。
4. 将粳米放入汁液中同煮成粥，粥将熟时加入姜片，略煮，下盐调味即可。

用法

食粥。

> 功效应用：清热化痰，生津止吐。适用于咳嗽痰黄、口干口渴、胃热呕吐、呃逆等。

竹茹陈皮粥

1人量

材料

竹茹、陈皮各10克，粳米50克

调味料：盐适量

做法

1. 陈皮洗净泡软，去瓤，切细丝备用。
2. 竹茹洗净，放入锅中加水煎煮，去渣取汁。
3. 用竹茹汁与粳米一同煮粥，待粥将成时，撒入陈皮丝，稍煮，下盐调味即可。

用法

食粥。

> 功效应用：清热化痰，理气和胃。适用于咳痰色黄、食少腹胀、口干口渴等。

橘茹饮

1人量

材料

竹茹15克，陈皮、柿饼各10克，姜3克

做法

1. 陈皮洗净泡软，去瓤，切成长条。
2. 竹茹洗净。
3. 干柿饼洗净，切厚片。
4. 姜洗净，切成薄片待用。
5. 将以上材料同放入砂锅内，加水约1升，置大火上煮滚，改中火续煮约20分钟，去渣取药汁。再煎煮一次，合并煎液，用洁净的细纱布过滤得澄清的药汁即可。

用法

频频饮用。

> 功效应用：清热化痰，降逆止呕。适用于咳嗽痰黄、呕吐嗳气等。

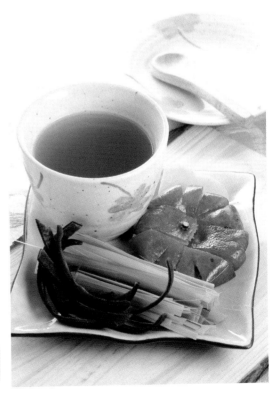

酸枣仁

归经 归心、肝、胆经。

性味 性平，味甘、酸。

选购要点

以粒大饱满、外皮紫红色、无核壳者为佳。

保存要点

置于通风干燥处，注意防霉、防蛀。

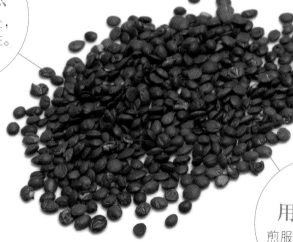

用法用量

煎服。10~20克。

功效 养心安神，收敛止汗。

注意事项 大便溏泄者慎用。

应用

1.虚烦失眠、心悸怔忡等。
2.虚汗。

酸枣仁瘦肉汤

材料

酸枣仁、花生仁、红枣各30克，猪瘦肉250克
调味料：盐适量

做法

1. 瘦肉洗净，切块，氽水，备用。
2. 酸枣仁、花生仁、红枣分别洗净，红枣去核，沥干备用。
3. 将全部材料一起放入锅内，加水适量，武火煮沸后，改文火续煮3小时，下盐调味即可。

用法

随量饮汤，食肉。

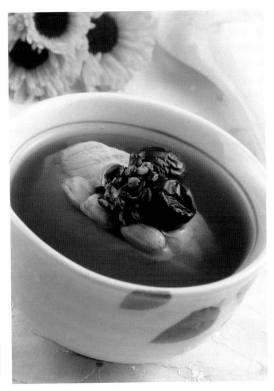

功效应用：健脾益气，养心安神。适用于气血虚弱所致虚烦、心悸怔忡者。

酸枣仁粥

材料

酸枣仁、南枣各15克，粳米100克
调味料：盐适量

做法

1. 将酸枣仁炒熟，放入砂锅内，加水适量，煎熬，取其药液备用。
2. 粳米淘洗干净，沥干放入锅内，加入南枣，倒入药液煎煮，待米熟烂时，下盐调味即成。

用法

早晚温服。

功效应用：养心安神。适用于心血虚少所致心悸、失眠、多梦等。

桂圆枣仁粥

材料

酸枣仁、桂圆肉各15克，小米100克
调味料：蜂蜜40克

做法

1. 小米淘洗干净，沥干备用。
2. 酸枣仁放在锅内微炒片刻，研末备用。
3. 将小米放入锅内，加适量水煮至粥将熟，加入酸枣仁末和桂圆肉搅匀煮至粥熟，食用时拌入蜂蜜即可。

用法

早晚温服。

功效应用：健脾润燥，宁心安神。适用于胃口欠佳、夜寐不宁、大便干燥等。

合欢皮

归经 归心、肝经。

性味 性平，味甘。

选购要点

以皮细嫩、珍珠疙瘩（皮孔）明显者为佳。

保存要点

置于通风干燥处，注意防霉、防蛀。

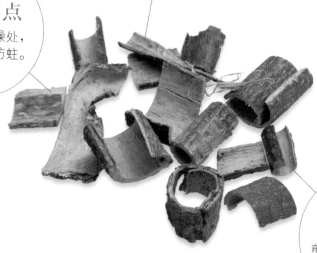

用法用量

煎服。10~15克。

功效 安神解郁，活血消肿。

应用
1. 心烦失眠。
2. 肺痈、疮肿等症。

注意事项 本品具有利尿作用，夜尿频者慎用。

安眠补养汤

材料

夜交藤20克，桑寄生、女贞子各12克，合欢皮8克，乌鸡、鸭肉各500克，姜、葱、料酒各适量，上汤适量

调味料：盐适量

做法

1. 四味中药洗净，加适量水煎成汁，滤净杂质。
2. 乌鸡、鸭肉洗净，汆水，斩成块。
3. 姜、葱洗净，姜切片，葱切段。
4. 锅内加上汤，放入乌鸡和鸭肉，大火煮滚后，加入姜片、葱段和药汁，改用小火续煮约2小时，拣去姜、葱，下盐调味即可。

用法

饮汤，食肉。

> 功效应用：安心神、补气血，强筋骨。适用于心烦失眠、腰膝酸软等。

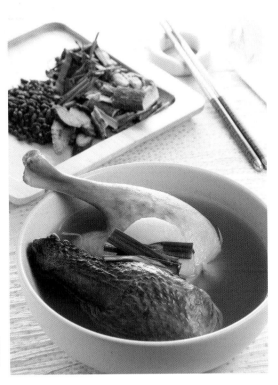

银鱼厚蛋卷

材料

银鱼15克，鸡蛋6个，浮小麦20克，合欢皮12克，甘草6克，葱末适量

调味料：盐适量

做法

1. 先将浮小麦、合欢皮、甘草洗净，加入2.5碗水，煮成30毫升，去渣取汁备用。
2. 银鱼洗净，沥干备用。
3. 将药汁、银鱼、鸡蛋、葱末及盐一起搅拌均匀。
4. 烧热平底锅，下少许植物油，把拌匀的材料煎成厚蛋卷即可。

用法

食厚蛋卷。

> 功效应用：宁神益智。适用于心烦失眠、记忆力下降。

麦苓合欢汤

材料

夜交藤、麦冬、茯苓各20克，合欢皮10克

调味料：盐适量

做法

1. 夜交藤、麦冬、茯苓、合欢皮洗净，沥干备用。
2. 将所有材料用纱袋包好放入锅内，加3碗半水煮约30分钟，下盐调味即可。

用法

饮汤。

> 功效应用：清心除烦，养心安神。适用于心烦失眠、口干咽燥者。

远志

归心、肺、肾经。

性微温，味苦、辛。

选购要点

以条粗、肉厚、
去净木心者为佳。

保存要点

置于通风干燥处。

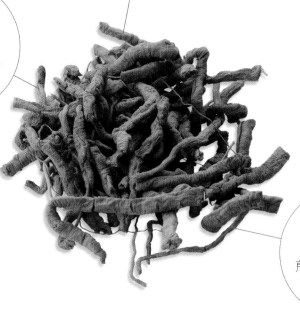

用法用量

煎服。5~10克。

功效 养心安神，祛痰开窍，消肿散结。

应用
1. 痰迷神昏、惊悸、失眠等。
2. 咳嗽痰多。

注意事项 有溃疡者及胃炎者慎用。

远志安神汤

材料

麦冬、白芍、茯苓、山药各12克，远志10克，鸡肉400克

调味料：盐适量

做法

1. 鸡肉洗净，氽水，切块备用。
2. 将麦冬、白芍、茯苓、山药、远志分别用水洗净，山药用温盐水浸泡15分钟，去除硫黄。
3. 锅内加适量水，武火煮滚后放入全部材料，用武火煮滚后，改文火续煮2小时，下盐调味即可。

用法

饮汤，食鸡肉。

功效应用：养心安神，调和肝脾。适用于心神不宁所致失眠，肝脾不和所致胃口欠佳、口苦咽干等。

猪心枣仁汤

材料

远志10克，酸枣仁15克，猪心500克

调味料：盐适量

做法

1. 将猪心切开，去掉脂膜洗净，沥干备用。
2. 酸枣仁、远志洗净，酸枣仁捣碎。
3. 锅中加适量水，放入所有材料，先用武火烧沸，撇去浮沫后改文火煮至猪心熟透，下盐调味即成。

用法

饮汤，食猪心。

功效应用：养心安神。适用于心肝血虚所致心悸、失眠等。

远志莲子粥

材料

远志15克，莲子10克，粳米50克

调味料：盐适量

做法

1. 粳米淘洗干净，沥干备用。
2. 远志、莲子洗净，莲子去心。
3. 把全部材料放入锅中，加适量水，用大火煮滚后，改小火续煮成粥，下盐调味即可。

用法

早晚温热食用。

功效应用：养心安神、健脾和胃。适用于心神不宁引起的失眠，以及脾胃虚弱引起的胃口欠佳、口干咽燥者。

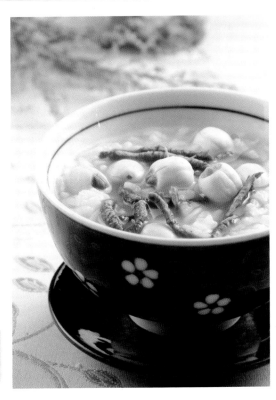

夜交藤

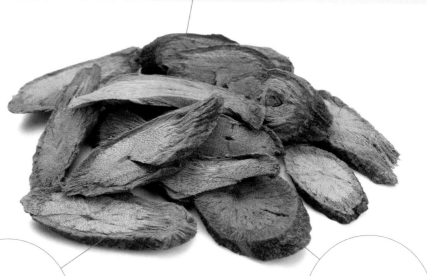

性味 性平，味甘。

归经 归心、肝经。

选购要点
以粗壮均匀、
外表紫褐色者为佳。

保存要点
置于通风干燥处。

用法用量
煎服。15~30克。

功效 养心安神，养血通络，止痒。

注意事项 脾虚易腹泻者慎用。

应用
1.虚烦失眠。
2.周身酸痛。
3.皮肤痒。

小麦黑豆夜交藤汤

材料

小麦60克，黑豆30克，夜交藤15克

做法

1. 小麦、黑豆、夜交藤分别洗净，沥干备用。
2. 将以上材料放入锅中，加适量水煎取汁液即可。

用法

饮汤。

功效应用： 养心安神、补肾利水。适用于虚烦失眠、肾虚水肿等。

夜交藤合欢花炖猪心

材料

夜交藤20克，合欢花15克，枸杞子、桂圆肉各10克，猪心1个，姜2片
调味料：盐适量

做法

1. 猪心切开，去掉脂膜，洗净切片，沥干备用。
2. 夜交藤、合欢花、枸杞子、桂圆肉、姜分别洗净。

3. 锅内加水3碗，放入夜交藤、合欢花，用武火煮滚后，改文火煎熬至约剩1碗汁液，去渣留汁。
4. 将煎好的药汁与枸杞子、桂圆肉、猪心和姜片一起放入炖盅内，加盖隔水炖约2小时，下盐调味即成。

用法

饮汤，食猪心。

功效应用： 养心安神、养血明目。适用于虚烦失眠、目昏不明者。

夜交藤粥

材料

粳米50克，夜交藤30克，红枣3粒
调味料：冰糖适量

做法

1. 粳米淘洗干净，沥干备用。
2. 夜交藤洗净，用温水浸泡片刻。
3. 锅中加水500毫升，放入夜交藤，用武火煮滚后，改文火煎熬至约300毫升汁液，去渣留汁。

4. 锅中加入200毫升水，武火煮滚后放入粳米、红枣及药汁，改文火续煎煮至米花粥稠，下冰糖调味即可。

用法

每晚睡前1小时，趁热食粥。

功效应用： 养心安神。适用于心血不足引起的失眠，以及精神难集中者。

钩藤

归经 归肝、心包经。

性味 性微寒，味甘。

选购要点

以双钩、茎细、钩结实、光滑、色紫红、无枯枝钩者为佳。

保存要点

置于通风干燥处。

用法用量

煎服。10~15克。

功效 清热平肝，熄风止痉。

注意事项 钩藤中的有效成分钩藤碱加热后易被破坏，故不宜久煎。

应用
1. 肝火头胀、头痛，及肝阳上亢、头晕目眩等。
2. 热病高热、肝风内动引起的惊痫抽搐及妇女子痫等。

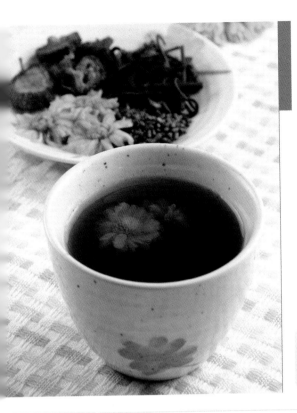

菊楂钩藤决明饮

1人量

材料

杭白菊、钩藤各6克，生山楂、决明子各10克
调味料：冰糖适量

做法

1. 将钩藤、生山楂、决明子分别洗净，沥干备用。
2. 锅内加水约500毫升，放入钩藤、山楂及决明子煎取药汁，去渣取汁。
3. 把杭白菊放入保温杯内，冲入药汁浸泡，调入冰糖即可。

用法

代茶饮。

功效应用：清肝平肝，降脂降压。适用于肝火头胀、头痛，及肝阳上亢引起的头晕目眩、血脂高、血压高者。

天麻钩藤茶

1人量

材料

天麻5克，钩藤6克，绿茶10克

做法

1. 天麻、钩藤洗净，放入锅中加水适量，煎煮30分钟，将药液滤入保温杯内；药渣加适量水再煎煮一次，去渣取汁。
2. 把绿茶放入保温杯内，用两次的药汁浸泡，盖紧杯盖，浸泡5~10分钟即可。

用法

代茶饮。

功效应用：清肝平肝。适用于肝火上炎引起的头胀、头痛，及肝阳上亢引起的头晕等。

荷叶钩藤首乌汤

2~3人量

材料

鲜荷叶1张，制首乌50克，钩藤30克，田七10克，猪脊骨500克
调味料：盐适量

做法

1. 猪脊骨斩件洗净，汆水备用。
2. 将以上药材分别洗净，放入锅内加适量水，大火煮滚后放入猪脊骨，再滚时改小火共煮90分钟，熄火前10分钟放入荷叶及盐调味即可。

用法

饮汤，食猪脊骨。

功效应用：平肝活血，补肾养发。适用于肝肾阴虚、阳亢所致须发早白等。

天麻

归经 归肝经。

性味 性微温，味甘。

选购要点
以质地紧实沉重、
有鹦哥嘴、断面明亮、
无空心者为佳。

保存要点
置于通风干燥处，
注意防霉、防蛀。

用法用量
煎服。3~10克。

功效 熄风止痉，平肝潜阳，通络止痛。

注意事项 火热盛者慎用。

应用
1. 头晕目眩。
2. 热病动风、惊痫抽搐等。
3. 头痛、痹证、肢体麻木等。

天麻蒸蛋

材料

鸡蛋4个，天麻10克，葱、芝麻油各适量

调味料：盐适量，生抽少许

做法

1. 把鸡蛋打散，倒入蒸盘内。
2. 葱洗净，切花；天麻烘干，磨成细粉。
3. 将葱花、天麻粉、芝麻油及盐放入鸡蛋蒸盘内，加少量水拌匀；把蒸盘置于蒸锅内，用大火蒸3分钟左右，再用中小火蒸

15分钟，加入生抽调味即可。

用法

佐餐食用。

> 功效应用：滋阴健脑，熄风通络。适用于记忆力下降。

天麻川芎鲤鱼汤

材料

鲤鱼1条，天麻25克，川芎、茯苓各10克，姜片、葱段各适量

调味料：盐适量

做法

1. 鲤鱼宰杀后洗净、抹干备用。
2. 天麻、川芎、茯苓分别洗净，沥干备用。
3. 将所有材料放入砂锅内，加适量水，武火煮滚后，改文火续煮2小时，下盐调味即可。

用法

饮汤，食鱼。

> 功效应用：祛风通络，健脾祛湿。适用于头风湿困所致头晕、头痛、头重者。

天麻鱼头汤

材料

鳙鱼或草鱼（大鱼）头1个，天麻、白芷各10克，川芎6克，姜2片

调味料：盐适量

做法

1. 将鱼头去鳃，洗净，沥干备用。
2. 天麻、白芷、川芎、姜片分别洗净。
3. 起油锅，下鱼头煎至两面微黄，取出备用。
4. 把全部材料一起放入炖盅内，加适量水，盖上盅盖，放入锅内隔水用文火炖2小

时，下盐调味即可。

用法

饮汤，食鱼头。

> 功效应用：祛风止痛，调养肝肾。适用于肝肾虚弱、感受风寒引起的头痛者。

羚羊角

归经 归肝、心经。

性味 性寒，味咸。

选购要点
以质嫩、色白、光润、内含红色斑纹、无裂纹者为佳。

保存要点
置于通风干燥处，注意防霉、防蛀。

用法用量
煎服。1~3克。

功效 平肝熄风，清肝明目，清热解毒。

应用
1. 肝阳上亢引起的头晕目眩。
2. 惊风、癫痫、手足抽搐等。
3. 高热、狂躁、神昏等。
4. 目赤肿痛。

注意事项 胃寒体虚者慎用。

羚羊丝玉米须煲蚬肉

材料

玉米须15克，羚羊丝4克，蚬肉200克
调味料：盐适量

做法

1. 蚬肉用水洗净，去除污物，沥干备用。
2. 羚羊丝、玉米须分别用水洗净，沥干放入干净的纱袋内扎好。
3. 锅内加适量水，用大火煲至沸腾，放入全部材料，大火煲20分钟后，改中火续煲2小时，下盐调味即可。

用法

饮汤，食蚬肉。

功效应用：清肝解毒，利湿消肿。适用于肝热偏盛引起的目赤肿痛、湿毒脚气、湿盛水肿、小便不利者。

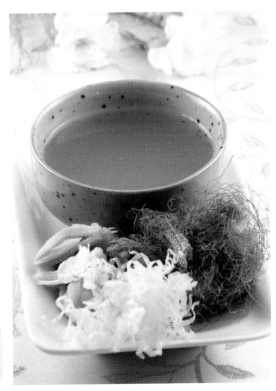

羚羊丝煲鲍鱼汤

材料

羚羊丝4克，急冻鲍鱼320克，猪腱肉、甘笋各200克
调味料：盐适量

做法

1. 鲍鱼解冻后洗净，氽水，刷去鲍鱼边的污物，去掉肠脏，清洗干净，切成片状。
2. 猪腱肉洗净，氽水备用。
3. 羚羊丝洗净，沥干放入干净的纱袋内扎好。
4. 甘笋去皮，洗净，切块备用。
5. 瓦煲内烧滚适量水，放入全部材料，大火煲20分钟后，改中火续煲2小时，下盐调味即可。

用法

饮汤，食鲍鱼、猪腱肉、甘笋。

功效应用：滋阴明目，平肝熄风。适用于阴虚阳亢、肝风内动引起的高血压、头晕头痛、目眩眼蒙等。

羚羊角珍珠母粥

材料

珍珠母20克，羚羊角15克，猪腰、猪瘦肉、粳米各50克，绍酒适量
调味料：盐适量

做法

1. 猪腰切成两半，除去臊腺，切成腰花；锅中烧滚水，加入绍酒将猪腰花氽水，捞出。
2. 瘦肉洗净氽水。粳米淘洗干净，沥干备用。
3. 羚羊角磨成碎屑，与珍珠母同用水煎，去渣取汁。将粳米、猪瘦肉、猪腰及药汁同放锅内，加适量水，大火煮滚后改小火煮成粥，下盐调味即可。

用法

温暖食粥。

功效应用：益气养阴，平肝安神。适用于气阴不足、肝阳上亢、心神不宁引起的头晕心烦、睡眠欠安宁者。

石决明

性味 性微寒，味咸。

归经 归肝经。

选购要点
以壳厚、
内面光彩鲜艳者为佳。

保存要点
置于通风干燥处。

用法用量
煎服。15~30克。

功效 平肝潜阳，清肝明目。

应用
1.头晕目眩。
2.目赤肿痛、视物模糊等。

注意事项 脾胃虚寒、消化不良及胃酸缺乏者不宜用。

双决明粥

材料

石决明25克，决明子10克，白菊花15克，粳米100克

调味料：冰糖6克

做法

1. 各材料洗净，沥干。
2. 将决明子入锅中炒至出香味时起锅。
3. 白菊花、石决明放入砂锅内煎汁，去渣取汁。
4. 粳米、决明子与药汁煮成稀粥后，加入冰糖即可。

用法

早晚各服1次。

功效应用：清肝明目，平肝降压。适用于肝火偏盛引起的目赤肿痛、视物模糊，以及肝阳上亢所致高血压者。

石决明鲍鱼汤

材料

石决明30克，花菇6朵，瑶柱4粒，蜜枣2粒，急冻青边鲍鱼2只，光鸡1只，猪瘦肉200克，姜2片，葱段适量

调味料：盐适量

做法

1. 青边鲍鱼解冻后洗净，加姜葱汆水，切成片状。鸡去皮，与瘦肉同洗净，汆水备用。
2. 花菇、瑶柱泡软，蜜枣洗净。
3. 石决明洗净，磨碎，用干净的纱袋扎好，放入砂锅内加适量水煎约30分钟，去渣取汤。
4. 将所有材料放入石决明汤内，加滚水2升同煮2小时，下盐调味即可。

用法

饮汤，食汤渣。

功效应用：滋阴益气，清肝明目。适用于气阴不足、肝热偏盛所致皮肤干燥多皱、疲倦乏力、目赤肿痛、视物模糊等。

决明胡萝卜鲍鱼粥

材料

石决明40克，胡萝卜90克，马蹄80克，鲍鱼、糙米各30克，姜1片

调味料：盐适量

做法

1. 石决明洗净，放入锅中加300毫升水，煎汤约1小时，去渣取汤备用。鲍鱼洗净，汆水，刷去鲍鱼边污物及肠脏，洗净待用。
2. 马蹄去皮，洗净切成小方块；胡萝卜去皮，洗净切片。
3. 糙米淘洗干净，浸泡4小时，沥干备用。
4. 砂锅内加适量水及石决明汤汁，放入所有材料，同煮为稀粥，粥成，下盐调味即可。

用法

食粥，食渣。

功效应用：养肝明目，平肝潜阳。适用于肝阴不足、肝阳上亢引起的视物模糊、头晕目眩、口干咽燥、高血压者。

蒺藜

归经 归肝经。

性味 性平，味辛、苦。

选购要点
以颗粒均匀、饱满坚实、灰白色者为佳。

保存要点
置于通风干燥处，注意防霉、防蛀。

用法用量
煎服。6~15克。

功效　平肝，疏肝，祛风，明目。

注意事项　血虚气弱及孕妇慎用。

应用
1. 肝阳上亢引起的头晕眼花等。
2. 肝气郁结引起的胸胁胀痛及乳闭胀痛。
3. 目赤多泪、风疹瘙痒等。

蒺藜白菊茶

材料

蒺藜、白菊花各10克
调味料：冰糖少许

做法

1. 将蒺藜与白菊花洗净，沥干备用。
2. 把已洗净的蒺藜和白菊花放入保温杯中，用沸水冲泡，加盖焖10分钟。
3. 饮用前可酌加少许冰糖拌匀即可。

用法

趁温热时饮用。

功效应用：清肝明目。适用于肝热偏盛引起的目赤多泪、视物模糊、口苦咽干者。

双子明目汤

材料

蒺藜子10克，枸杞子20克，蜜枣2粒，猪肝50克，猪瘦肉160克
腌料：生抽、砂糖、淀粉、植物油各少许
调味料：盐适量

做法

1. 将蒺藜子、枸杞子与蜜枣洗净，沥干备用。
2. 猪肝用温水浸泡10分钟，冲洗干净，切块并加入腌料稍腌片刻。
3. 瘦肉洗净，汆水备用。
4. 锅内加入适量水，煮沸后放入所有材料，猛火煮滚后，改文火续煮2小时，下盐调味即可。

用法

饮汤，食汤渣。

功效应用：养肝明目。适用于肝阴不足引起的头晕眼花、疲倦乏力、视物模糊等。

蒺藜甲鱼汤

材料

蒺藜、菟丝子各10克，甲鱼(水鱼)1只(约600克)，姜3片
调味料：盐、油各适量

做法

1. 将蒺藜与菟丝子洗净，沥干备用。
2. 甲鱼洗净，去内脏，取裙边切成块。
3. 烧热锅，下油爆香姜片，放入甲鱼块在大火中煸炒，加适量水稍加焖煮，盛起放入砂锅内。
4. 将蒺藜与菟丝子同放入砂锅内，加滚水(把甲鱼浸没为准)，大火煮滚后，改小火煨至熟烂，去药渣，下盐调味即可。

用法

饮汤，食甲鱼。

功效应用：滋阴润燥，养肝明目。适用于肝虚眼蒙、皮肤干燥多皱者。

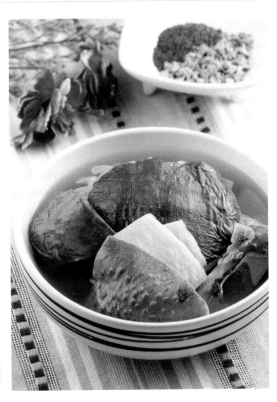

罗布麻

选购要点

以完整、色绿者为佳。

保存要点

置于阴凉干燥处。

用法用量

煎服或开水泡服。
3~15克。

功效 平肝安神，清热利水。

应用
1. 肝阳上亢引起的眩晕、高血压。
2. 心悸失眠。
3. 浮肿尿少、肾炎浮肿等。

注意事项 肠胃虚弱者每次饮用不宜过快，否则易出现恶心、呕吐、腹泻、上腹不适等症状。

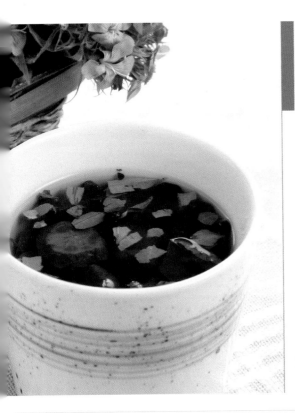

罗布麻五味子茶

材料

山楂10克，罗布麻叶6克，五味子5克

调味料：冰糖适量

做法

1. 把上述药材洗净，沥干备用。
2. 把已洗净的药材放入保温杯内，加入热开水冲泡，加盖焖10分钟即可。
3. 饮用前可酌加少许冰糖拌匀即可。

用法

趁温热时饮用。

功效应用： 平肝安神，利水降压。适用于肝阳上亢引起的头晕、心悸失眠、高血压者。

罗布麻平肝饮

材料

罗布麻6克，茉莉花5克

做法

1. 把上述药材洗净，沥干备用。
2. 把已洗净的药材放入保温杯内，加入开水冲泡，加盖焖10分钟即可。

用法

温暖饮用。

功效应用： 平肝安神，疏肝解郁。适用于肝郁阳亢引起的心情欠佳、心悸失眠者。

罗布麻凉拌芹菜丝

材料

芹菜200克，胡萝卜100克，罗布麻5克

调味料：豉油少许，砂糖、盐各适量，芝麻油半茶匙

做法

1. 芹菜洗净，去筋去叶，切丝；胡萝卜去皮，洗净，切丝。
2. 锅中加适量水，大火煮滚后放入芹菜丝和胡萝卜丝汆一下，捞起沥干备用。
3. 把罗布麻放入锅中，加适量水煎取汁液，去渣取汁待用。
4. 将汁液拌入芹菜丝和胡萝卜丝中，再加入调味料拌匀即可。

用法

佐膳食用。

功效应用： 利尿降压，养肝明目。适用于尿少浮肿、高血压、视物模糊者。

白僵蚕

归经 归肺、肝经。

性味 性平，味咸、辛。

选购要点
以条粗、质硬、色白、断面光亮者为佳。

保存要点
置于阴凉干燥处，注意防霉、防蛀。

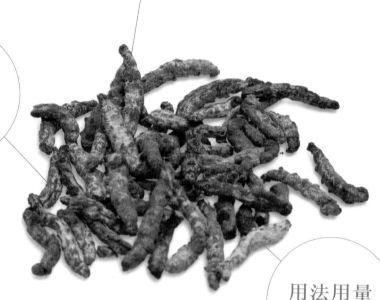

用法用量
煎服。3~10克。

功效 熄风解痉，疏散风热，化痰散结。

应用
1. 惊痫抽搐。
2. 头痛、目赤、咽喉肿痛等。
3. 风疹瘙痒。
4. 瘰疬结核。

注意事项 散风热宜生用，其余多制用。

清肝绿茶饮

材料
白僵蚕、绿茶末各3克
调味料：冰糖少许

做法
1. 先将白僵蚕焙炒、研末，与绿茶末混和，备用。
2. 把上述2种粉末放入保温杯中，用沸水冲泡，加盖焖5分钟。
3. 饮用前可酌加少许冰糖拌匀即可。

用法
温暖饮用。

功效应用：疏风清热。适用于外感风热引起的风疹瘙痒。

橄榄金蚕膏

材料
鲜橄榄150克，郁金、白僵蚕各100克
调味料：蜂蜜适量

做法
1. 将橄榄打碎，白僵蚕研末。
2. 将橄榄与郁金同放入砂锅内，加水1000毫升，煮约1小时后隔渣滤出药汁。
3. 锅内再加水500毫升，原渣再煮一次，滤出药汁。
4. 将2次药汁混合，用文火煎熬至汁液浓缩如膏状时，加入僵蚕粉及蜂蜜拌匀，继续加热至沸，熄火，待冷却后装瓶备用即可。

用法
每日早晚各服10毫升，开水送下。

功效应用：化痰利咽，熄风活血。适用于咽痰难咳、声音嘶哑、咽喉肿痛、脚易抽搐者。

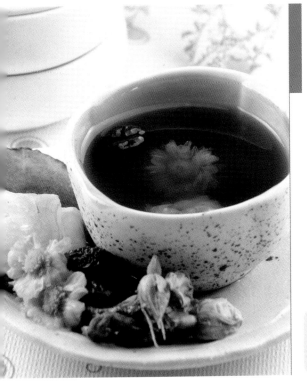

珍珠菊花养颜茶

材料
珍珠母20克，白茯苓、白僵蚕、白菊花、红枣各10克，玫瑰花3克

做法
将以上六味药分别洗净，用纱袋包裹扎好，放入锅中加适量水，连煎2次，取汁2碗即成。

用法
早晚各饮1碗，或代茶频饮。

功效应用：疏散风热，祛湿养颜。适用于外感风热、湿蕴肌肤引起的皮肤瘙痒、干燥多皱者。

五味子

归肺、肾经。

性温，味酸。

选购要点

以紫红色，粒大、肉厚，有油性及光泽者为佳。

保存要点

置于通风干燥处，注意防霉。

用法用量

煎服。3~6克。

功效

敛肺滋肾，生津敛汗，涩精止泻。

应用

1. 久嗽虚喘。
2. 津少口渴、体虚多汗等。
3. 精滑不固、小便频数、久泻不止等。

注意事项

虚火内盛或小儿麻疹初期勿食。

五味子茶

1人量

材料

五味子6克

调味料：冰糖30克

做法

1. 将五味子洗净，用滚水略烫，立刻捞出。
2. 把五味子放入保温杯内，加入冰糖，用滚水冲泡即可。

用法

饮茶。

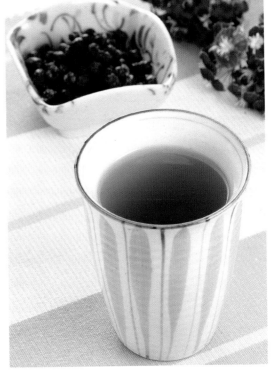

功效应用：生津敛汗，养心安神。适用于津少口渴、体虚多汗、心悸多梦等。

五味巴戟粥

1人量

材料

五味子10克，巴戟天20克，粳米50克

调味料：盐适量

做法

1. 粳米淘洗干净，沥干备用。
2. 五味子、巴戟天洗净，置于砂锅中，加入适量水煎取1000毫升汁液。
3. 然后把粳米放入药汁中，熬煮至粳米成粥，下盐调味即成。

用法

食粥。

功效应用：养阴补阳，固精缩尿。适用于精滑不固、小便频数患者。

山药桂圆粥

2人量

材料

生切山药60克，桂圆肉15克，五味子5克，粳米50克

调味料：砂糖20克

做法

1. 粳米淘洗干净，泡好备用。
2. 山药干净，切成小薄片。
3. 桂圆肉、五味子分别洗净，沥干备用。
4. 锅中加入约1000毫升水，将各材料一起放入，用小火煎煮。待米花粥稠时，下砂糖调味，稍煮片刻即可。

用法

食粥。

功效应用：健脾止泻，养心安神。适用于脾虚腹泻、阴血虚少引起的虚烦不眠、心悸多梦者。

银杏

归肺、肾经。

性平，味甘、苦。

选购要点
以个大均匀、种仁饱满、
壳色白黄者为佳。

用法用量
煎服。3~10克。

保存要点
置于阴凉干燥处，
注意防霉、防蛀。

功效 敛肺定喘，止带，缩尿。

应用
1.哮喘痰嗽。
2.带下、白浊、小便频数、遗尿等。

注意事项 本品有小毒。如炒熟服食，不宜过多。

芡实银杏猪肚汤

材料

银杏30克，芡实30克，陈皮1角，猪肚300克，盐、淀粉各适量
调味料：盐适量

做法

1. 猪肚洗净，用盐及淀粉擦洗干净，氽水后切件。
2. 银杏去壳取肉；芡实、陈皮分别洗净，陈皮刮去瓤。
3. 锅内加适量水，大火煮滚后将猪肚、芡实、银杏、陈皮放入锅中，改中火续煮约2.5小时，下盐调味即可。

用法

食粥，食猪肚、芡实、银杏。

功效应用：健脾理气，补肾缩尿。适用于脾肾虚弱引起的气短乏力、腹胀腹泻、小便频数、遗尿等。

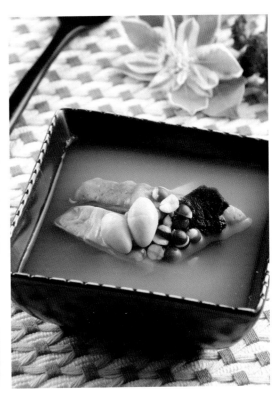

银杏鸡蛋

材料

银杏6克，鸡蛋1个

做法

1. 银杏去壳去皮，取仁（肉）研成末。
2. 鸡蛋洗净，在蛋壳尖上钻一个小孔，将银杏末灌入鸡蛋内；用纸糊孔，在饭锅中蒸熟即可。

用法

食鸡蛋。

功效应用：敛肺定喘，养阴润燥。适用于肺燥喘嗽、口干咽燥等。

银杏腐竹粥

材料

腐竹50克，银杏12克，粳米60克
调味料：盐适量

做法

1. 粳米淘洗干净，沥干备用。
2. 银杏去壳去皮，取肉；腐竹洗净。
3. 锅内加适量水，大火煮滚后把银杏、腐竹、粳米放入，改小火同煮为粥，下盐调味即可。

用法

食粥及银杏、腐竹。

功效应用：化痰定喘。适用于肺痰喘嗽、咳痰黏稠等。

浮小麦

归经 归心经。

性味 性凉，味甘。

选购要点
以粒均匀、轻浮、无杂质为佳。

保存要点
置于阴凉干燥处，注意防霉、防蛀。

用法用量
煎服。15~30克。

功效 止汗，益气，除热。

应用
1. 体虚引起的自汗、盗汗。
2. 阴虚发热、骨蒸劳热等。

注意事项 表邪汗出者不宜用。

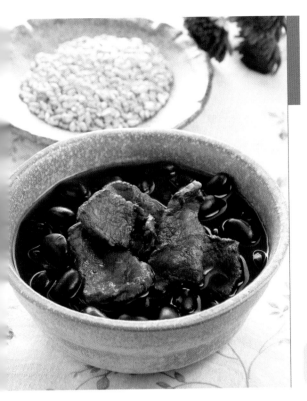

黑豆芝麻浮麦炖瘦肉

材料

黑豆100克，芝麻、浮小麦各30克，猪瘦肉300克

调味料：料酒、五香粉、盐各适量

做法

1. 瘦肉洗净，放入锅中，加适量水，中火烧滚后改小火炖煮1小时，取出晾凉后切成片。
2. 黑豆去杂，浸泡1小时（天冷时可用热水浸泡）。浮小麦洗净，用纱袋包好，再扎紧。
3. 将芝麻拣净后放入锅中，用微火煸炒出香味，趁热碾碎成粉。
4. 锅置旺火上，加入适量水，放入所有材料，烧沸，淋料酒；改小火炖至黑豆、瘦肉片熟烂时，取出纱袋，下盐、五香粉调匀。

用法

食瘦肉、黑豆等。

功效应用：健脾益气，固表止汗。适用于气虚不固所致气短汗多者。

参麦苓芝蒸甲鱼

材料

浮小麦30克，党参15克，茯苓、灵芝各10克，红枣6克，甲鱼（水鱼）200克，金华火腿50克，葱段、姜片各20克

调味料：盐适量

做法

1. 甲鱼洗净，去内脏，取裙边切成块。
2. 党参、浮小麦、茯苓、灵芝分别洗净，放入锅中，加约3碗水，大火煮滚后转小火续煮约30分钟，隔渣取汁。
3. 将甲鱼、药汁、红枣、火腿、葱段、姜片同放入大碗内，加水适量。放入蒸锅内蒸至甲鱼熟烂，下盐调味即可。

用法

饮汤，食甲鱼。

功效应用：益气滋阴，固表止汗。适用于气阴虚弱引起的气短乏力、口渴咽干、自汗多梦。

枣麦木耳饮

材料

浮小麦20克，黑木耳10克，红枣30克

调味料：红糖适量

做法

1. 所有材料洗净。黑木耳泡软，去蒂，切丝备用。红枣去核。
2. 将各材料放入锅中，加适量水，煮约40分钟后，加入红糖调味即可。

用法

每日午餐、晚餐后各饮1次。

功效应用：益气养血，安神敛汗。适用于气血虚弱引起的心神不宁、疲倦乏力、汗多气短者。

补益的辅助药·收涩

315

山茱萸

归经　归肝、肾经。

性味　性微温，味酸、涩。

选购要点
以肉厚、柔软、色紫红者为佳。

保存要点
置于通风干燥处。

用法用量
煎服。5~12克（大剂量可用至30克）。

功效　补益肝肾，涩精，敛汗。

应用
1. 肝肾不足引起的头晕目眩、耳鸣、腰酸等。
2. 遗精、遗尿、小便频数。
3. 虚汗不止等。

注意事项　素有湿热、小便淋涩者不宜服用。

山茱萸肉粥

材料

山茱萸24克，粳米100克

调味料：红糖60克

做法

1. 粳米淘洗干净，用水浸泡30分钟，沥干备用。
2. 将山茱萸肉用水浸泡，冲洗干净。
3. 锅中加入适量水，放入山茱萸肉、粳米，先用大火煮沸后，改小火续煮至粥成，加入红糖调味即可。

用法

食粥。

功效应用：补益肝肾，益气生津。适用于肝肾不足引起的目眩腰酸、尿频遗尿、虚汗不止、口渴咽干等。

山萸核桃猪腰汤

材料

山茱萸24克，核桃18克，猪腰300克

调味料：姜汁、盐各适量

做法

1. 猪腰洗净，去除臊腺，切成细丝，用清水略浸泡。
2. 核桃和山茱萸分别洗净。
3. 锅内加水适量，大火煮滚后放入所有材料，改小火煮约40分钟，下姜汁及盐即可。

用法

饮汤，食汤渣。

功效应用：固肾缩尿。适用于肾虚所致小便频数、遗尿等。

莲子茱萸粥

材料

莲子30克，山茱萸30克，粳米60克

调味料：盐适量

做法

1. 粳米淘洗干净，沥干备用。
2. 莲子、山茱萸洗净，莲子去心。
3. 锅内加适量水，把以上材料同放入锅中，大火煮滚后改小火续煮至米熟烂成粥，下盐调味即可。

用法

食粥、莲子及山萸肉。

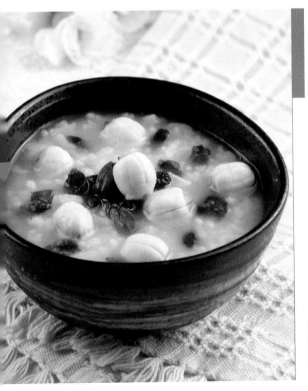

功效应用：补益肝肾，缩尿止泻。适用于肝肾不足引起的头晕目眩、尿频遗尿、脾虚腹泻等。

莲子

归脾、肾、心经。

性平，味甘、涩。

选购要点
粒大饱满、皮色淡红、
皮纹细致、生吃微甜、
稍煮即酥、
食之软糯清香者为佳。

保存要点
置于阴凉干燥处，
注意防霉、防蛀。

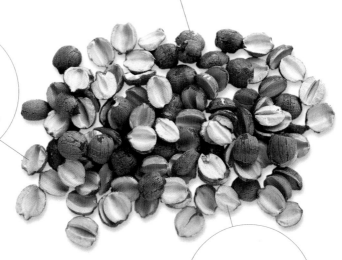

用法用量
煎服。10~15克。

功效　养心安神，益肾固精，止带止泻。

应用
1. 心悸、虚烦、失眠等。
2. 脾虚久泻。
3. 带下病。
4. 肾虚遗精、遗尿。

注意事项　脘腹胀满及大便燥结者不宜用。

莲子猪肚汤

2~3人量

材料

莲子30克，猪肚150克，料酒2茶匙、姜片、葱段、淀粉各适量

调味料：盐适量

做法

1. 猪肚用盐、淀粉反复擦洗，用水冲洗干净，放入滚水中略煮，去除泡沫及浮油，捞出备用。
2. 莲子洗净，用水泡软，除去莲子心。

3. 锅中加适量水，放入莲子用大火煮15分钟。加入猪肚、料酒、姜片、葱段和500毫升水，煮沸后转小火煲约1小时，撇去浮沫，下盐调味即可。

用法

饮汤，食猪肚、莲子。

功效应用：健脾和胃，固精止泻。适用于脾虚腹泻、肾虚遗精等。

莲子芡实粥

2人量

材料

莲子、芡实各50克，糯米100克

调味料：冰糖15克

做法

1. 糯米、芡实淘洗干净，用水浸泡2~3小时，沥干备用。
2. 莲子洗净，用水泡软，除去莲子心。

3. 锅中加入约2升水，将莲子、芡实、糯米放入，先用大火煮滚后，改小火熬煮成粥，下冰糖调味，再稍煮片刻即可。

用法

食粥、莲子及芡实。

功效应用：健脾益肾，止泻安神。适用于脾虚泄泻、肾虚遗尿、虚烦失眠等。

莲子桂圆南枣汤

1人量

材料

莲子、桂圆肉各30克，南枣25克

调味料：冰糖20克

用法

饮糖水，食桂圆肉、莲子、南枣。

做法

1. 莲子洗净，用水泡软，除去莲子心。
2. 桂圆肉、南枣洗净，南枣去核。
3. 将南枣、莲子、桂圆肉一起放入锅内，加适量水，大火煮滚后改小火续煮至莲子熟烂，下冰糖调味即可。

功效应用：健脾和胃，养心安神。适用于中焦虚弱引起的气短易泻、心神不宁者。

芡实

归经 归脾、肾经。

性味 性平，味甘、涩。

选购要点

芡实有南北之分。南芡实以颗粒饱满、均匀、粉性足、无碎屑及皮壳者为佳；北芡实则以颗粒饱满、均匀、身干、无虫蛀、少碎屑、粉性足、无杂质者为佳。

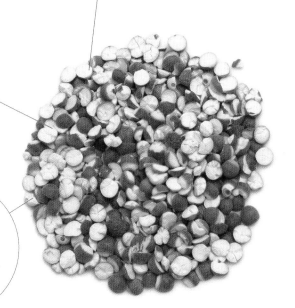

保存要点

置于通风干燥处，注意防蛀。

用法用量

煎服。10~15克。

功效 益肾固精，健脾止泻，祛湿止带。

注意事项 大小便不顺畅者不宜用。

应用

1. 肾虚精关不固引起的梦遗滑精、小便失禁等。
2. 脾虚不运引起的腹泻不止等。
3. 妇女带下病。

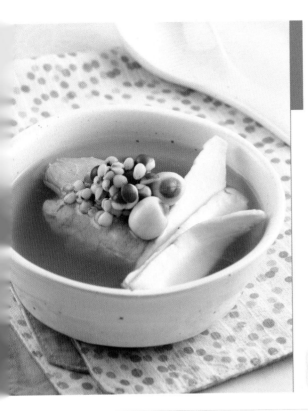

芡实祛湿汤

材料

芡实20克,薏米、莲子、山药各10克,猪瘦肉200克

调味料:盐适量

做法

1. 瘦肉洗净,汆水备用。
2. 莲子洗净,用水泡软,除去莲子心。
3. 薏米、山药、芡实分别洗净。
4. 锅内加适量水,大火煮滚后放入全部材料,再滚时改中火续煮40分钟,下盐调味即可。

用法

饮汤,食汤渣。

> 功效应用:健脾祛湿。适用于脾虚湿蕴引起的头身困重、腹胀腹泻者。

芡实茯苓粥

材料

芡实、茯苓各50克,粳米100克

调味料:红糖适量

做法

1. 粳米淘洗干净,用水浸泡30分钟,沥干备用。
2. 芡实、茯苓分别洗净,沥干,磨成粉状,一同放入碗内,用温水拌匀调成糊状。
3. 锅中加入约1200毫升水,将粳米放入,用大火煮滚,缓缓倒入芡实茯苓糊,拌匀,改小火熬煮;见米烂粥成时,放入红糖调味,稍煮片刻即可。

用法

食粥。

> 功效应用:健脾止泻,祛湿止带。适用于脾虚腹泻,以及妇女带下病等。

莲子芡实排骨汤

材料

莲子50克,芡实、百合各20克,蜜枣3粒,猪排骨400克

调味料:盐适量

做法

1. 排骨洗净,汆水后用水冲洗干净,斩件备用。
2. 莲子洗净,用水泡软,除去莲子心。
3. 芡实、百合、蜜枣分别洗净。
4. 锅内加水适量,大火煮滚后放入排骨、莲子、芡实、蜜枣,再滚时改中火续煮2小时,将百合加入锅中再煮30分钟,下盐调味即可。

用法

饮汤,食汤渣。

> 功效应用:益肾壮骨,健脾止泻。适用于肾虚腰痛、脾虚腹泻者。

覆盆子

选购要点

以个大粒整、饱满结实、色灰绿、无叶梗者为佳。

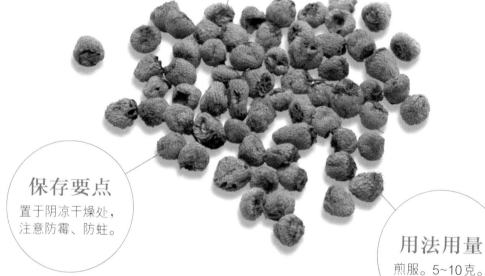

保存要点

置于阴凉干燥处，注意防霉、防蛀。

用法用量

煎服。5~10克。

功效 益肾固精，缩尿，益肝明目。

应用
1. 肾虚所致阳痿、遗精早泄。
2. 肾虚所致小便频数及小儿遗尿等。
3. 肝肾不足所致目暗不明。

注意事项 肾虚有火、小便短涩者不宜服用本品。

银杏覆盆子煲猪小肚

材料

猪小肚150克，银杏20克，覆盆子10克，淀粉适量
调味料：盐适量

做法

1. 猪小肚用盐、淀粉反复擦洗，用水冲洗干净，放入滚水中略煮，去除泡沫及浮油，捞出切成小块备用。
2. 银杏炒熟后去壳取肉。
3. 锅内加水500毫升，大火煮滚后放入猪小肚、银杏、覆盆子，煮熟后下盐调味即成。

用法

饮汤。食猪小肚、银杏。

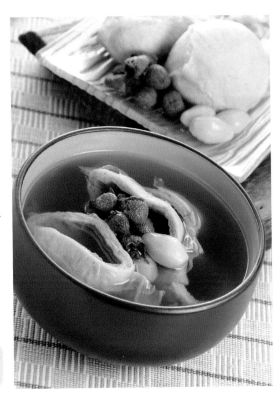

功效应用：补肝肾，缩小便。适用于夜间多尿者。

覆盆子烧牛肉块

材料

覆盆子30克，茴香适量，牛肉1000克
调味料：黄酒4汤匙，豉油2茶匙，盐、油各适量

做法

1. 将牛肉洗净，切成小块备用。
2. 覆盆子洗净，加黄酒浸润，备用。
3. 起油锅，下油烧热，倒入牛肉翻炒5分钟；淋黄酒，下豉油，再焖炒5分钟，盛起放入砂锅内。
4. 将覆盆子和茴香放入牛肉锅内，加水将牛肉浸没；用中火煮滚后，改小火续炖2小时，下盐调味再续炖30分钟；若锅内汁水不足时，可再加适量水，直至牛肉酥烂。

用法

食牛肉。

功效应用：健脾益气，补肾缩尿。适用于脾虚气短、疲倦乏力、肾虚多尿。

覆盆子粥

材料

覆盆子30克，粳米100克
调味料：蜂蜜1汤匙

做法

1. 粳米淘洗干净，用水浸泡30分钟，沥干备用。
2. 覆盆子洗净，用干净纱袋包好，扎紧袋口。
3. 锅内加水适量，放入覆盆子袋，煮滚后约15分钟，拣去覆盆子袋，加入粳米，用大火煮滚后改小火续煮至粥成，加入蜂蜜调匀即可。

用法

食粥。

功效应用：益肾固精，养肝明目。适用于肾虚尿频，以及肝肾不足引起的目暗不明。

金樱子

选购要点
以个大、肉厚、色红黄、去净毛刺者为佳。

保存要点
置于阴凉干燥处，注意防霉、防蛀。

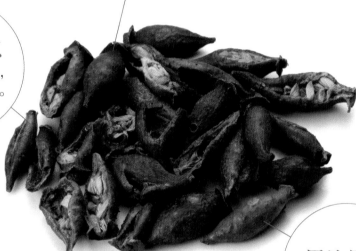

用法用量
煎服。6~12克。

功效
固精缩尿，涩肠止泻。

应用
1. 肾虚滑精、遗精、遗尿、小便频数及带下等。
2. 脾虚久泻。

注意事项
阴虚多火、膀胱有热而小便频数者不宜服。

金樱子粥

材料

金樱子24克，粳米100克
调味料：红糖30克

做法

1. 粳米淘洗干净，沥干备用。
2. 金樱子洗净，放入锅内加水煮约30分钟，去渣取汁。
3. 将粳米放入金樱子汁内一同煮粥，待粥熟时加入红糖调味即成。

用法

食粥。

功效应用：固精缩尿，涩肠止泻。适用于肾虚精滑、脾虚腹泻等。

黄芪金樱粥

材料

黄芪30克，金樱子24克，粳米100克
调味料：红糖适量

做法

1. 粳米淘洗干净，沥干备用。
2. 黄芪、金樱子洗净，放入锅内加水煮约30分钟，去渣取汁。
3. 将粳米放入药汁内一同煮粥，待粥熟时加入红糖调味即成。

用法

食粥。

功效应用：补气固表，缩尿止泻。适用于表虚自汗、肾虚尿频及脾虚腹泻等。

金樱蜜膏

材料

金樱子24克
调味料：蜂蜜50克

做法

1. 将金樱子洗净，放入锅内加水煮，2小时后滤出汤，加水再煮，如此4次。
2. 将4次汤合并，继续煮至汤汁由稀转浓，加入蜂蜜拌匀，冷却后，去除上沫即可。

用法

食蜜膏，慢慢含服。

功效应用：缩尿涩肠，调和脾胃。适用于肾虚引起的遗尿、脾虚腹痛等。

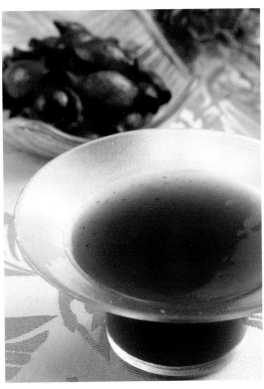

番石榴

性味 性温，味酸、涩。

归经 归胃、大肠经。

选购要点
以皮坚实、干燥、气微香者为佳。

保存要点
置于阴凉干燥处。

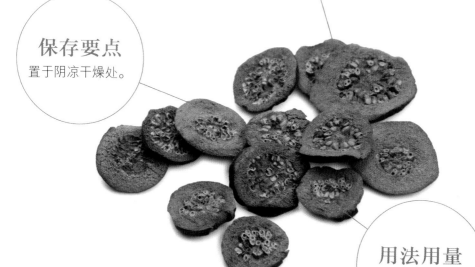

用法用量
煎服。3~10克。

功效	涩肠止泻，杀虫。	应用	1.久泻、久痢等。 2.虫积腹痛等。

注意事项	便秘及内有火气者不宜服。

番石榴山药芡实瘦肉汤

材料

鲜番石榴2~3个，山药(淮山)、芡实各12克，猪瘦肉160克

调味料：盐适量

做法

1. 猪瘦肉洗净，氽水备用。
2. 番石榴洗净，切成两瓣，去子，将果肉(连皮)切块备用。
3. 山药洗净，用温盐水泡15分钟，去除硫黄。
4. 芡实洗净，沥干备用。
5. 锅内加适量水，大火煮滚后放入全部材料，再滚时改小火续煮约2小时，下盐调味即可。

用法

饮汤，食汤渣。

> 功效应用：健脾止泻，固肾缩尿。适用于脾虚腹泻、肾虚尿频者。

番石榴酿鸡翅

材料

鸡全翅4个，鲜番石榴2个，红葱头3粒，沙拉酱、盐、油各适量

做法

1. 鸡翅洗净，去骨，擦干水分，用盐腌片刻。
2. 番石榴洗净，去子(留用)，切粒备用。
3. 红葱头去衣，切粒。
4. 起油锅，下番石榴粒和红葱头粒炒香，盛起待凉。
5. 将石榴条和红葱头粒塞入已去骨的鸡翅内，用牙签将鸡翅开口处串起封好。
6. 烧热油锅，下油用慢火把鸡翅炸至表面微黄色，捞起隔油后放入已预热的烤箱内，用180℃烤约15分钟，食时蘸沙拉酱即可。

用法

可作平常菜肴食用。

> 功效应用：健脾止泻。适用于脾虚腹泻、气短乏力等。

番石榴瑶柱瘦肉汤

材料

干番石榴20克，干瑶柱4粒，猪瘦肉150克

调味料：盐适量

做法

1. 猪瘦肉洗净，氽水备用。
2. 干番石榴和干瑶柱分别洗净，备用。
3. 锅中加适量水，大火煮滚后，放入猪瘦肉、番石榴及干瑶柱，再烧滚约30分钟，转小火煮约30分钟，下盐调味即成。

用法

饮汤，食石榴及猪瘦肉。

> 功效应用：健脾益气，涩肠止泻。适用于脾虚腹泻、气短乏力等。

乌梅

性味 归经

性味：性平，味酸。

归经：归肝、脾、肺、大肠经。

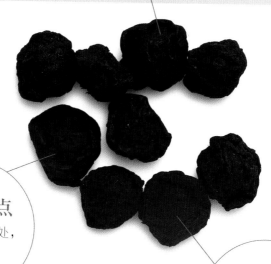

选购要点
以个大肉厚、核小柔润、不破裂、味极酸者为佳。

保存要点
置于阴凉干燥处，注意防潮。

用法用量
煎服。3~10克，大剂量可用至30克。

功效　敛肺止咳，涩肠止泻，生津止渴，安蛔止痛。

应用
1. 久咳不止。
2. 久泻久痢。
3. 虚热口渴。
4. 蛔虫为患所致的呕吐腹痛等。

注意事项　大便秘结、感冒咳嗽初起者不宜服用。

乌梅汤

材料

乌梅、山楂各60克，桂花、甘草各12克
调味料：红糖适量

做法

1. 乌梅和山楂洗净，加水浸泡备用。
2. 把桂花、甘草和已泡开的乌梅、山楂用纱袋包好，扎紧袋口。
3. 锅中加入8碗水，放入药袋包，大火煮滚后改小火续煮2.5小时，拣去药袋包，加入适量红糖调味，稍煮片刻即可。

用法

饮汤。

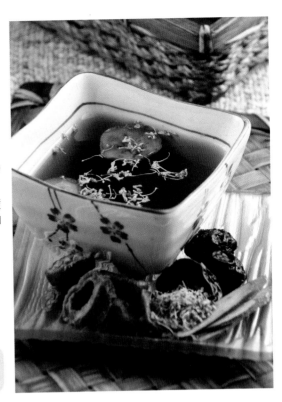

功效应用：生津止渴，涩肠止泻。适用于口干口渴、腹痛易泻者。

梅苏糖

材料

乌梅30克，紫苏叶20克
调味料：红糖500克

做法

1. 乌梅洗净，去核；紫苏叶洗净，碾碎成粉末。
2. 把红糖放在锅中，加水少许，用小火煎熬至较稠时，加入乌梅肉、紫苏叶粉调匀，即熄火。
3. 趁热将糖液倒在表面涂过食油的大搪瓷盘中，待稍凉时将糖压平，冷却后用刀划成小块即成。

用法

需用时含服1小块。

功效应用：和中止呕，生津止渴。适用于口干口渴、胸闷呕吐等。

乌梅粥

材料

乌梅30克，粳米100克
调味料：冰糖15克

做法

1. 粳米淘洗干净，用水浸泡30分钟，沥干备用。
2. 乌梅洗净，去核。
3. 锅中加水适量，放入乌梅，用大火煮滚约15分钟，去渣留汁。
4. 将粳米放入乌梅汁中，大火煮滚后，改小火熬煮成粥，加入冰糖拌匀即可。

用法

食粥。

功效应用：生津止渴，涩肠止泻。适用于虚热口渴、腹痛易泻者。